专家与您面对面

感冒

主编／魏保生　刘　颖　刘宇欣

中国医药科技出版社

图书在版编目（CIP）数据

感冒 / 魏保生，刘颖，刘宇欣主编 . -- 北京：中国医药科技出版社，2016.1

（专家与您面对面）

ISBN 978-7-5067-7639-4

Ⅰ.①感… Ⅱ.①魏… ②刘… ③刘… Ⅲ.①感冒 – 防治 Ⅳ.① R511.6

中国版本图书馆 CIP 数据核字 (2015) 第 144574 号

专家与您面对面——感冒

美术编辑 陈君杞

版式设计 大隐设计

出版　中国医药科技出版社

地址　北京市海淀区文慧园北路甲 22 号

邮编　100082

电话　发行：010-62227427　邮购：010-62236938

网址　www.cmstp.com

规格　880×1230mm $^1/_{32}$

印张　5 $^5/_8$

字数　88 千字

版次　2016 年 1 月第 1 版

印次　2017 年 8 月第 2 次印刷

印刷　北京九天众诚印刷有限公司

经销　全国各地新华书店

书号　ISBN 978-7-5067-7639-4

定价　19.80 元

内容提要

感冒怎么防？怎么治？本书从"未病先防，既病防变"的理念出发，分别从基础知识、发病信号、鉴别诊断、综合治疗、康复调养和预防保健六个方面进行介绍，告诉您关于感冒您需要知道的有多少，您能做的有哪些。

阅读本书，让您在全面了解感冒的基础上，能正确应对感冒的"防"与"治"。本书适合感冒患者及家属阅读参考，凡患者或家属可能存在的疑问，都能找到解答，带着问题找答案，犹如专家与您面对面。

专家与您面对面

丛书编委会（按姓氏笔画排序）

前言

"健康是福"已经是人尽皆知的道理。有了健康，才有事业，才有未来，才有幸福；失去健康，就失去一切。那么什么是健康？健康包含三个方面的内容，身体好，没有疾病，即生理健康；心理平衡，始终保持良好的心理状态，即心理健康；个人和社会相协调，即社会适应能力强。健康不应以治病为本，因为治病花钱受罪，事倍功半，是下策。健康应以养生预防为本，省钱省力，事半功倍，乃是上策。

然而，污染的空气、恶化的水源、生活的压力等等，来自现实社会对健康的威胁却越来越令人担忧。没病之前，不知道如何保养，一旦患病，又不知道如何就医。基于这种现状，我们从"未病先防，既病防变"的理念出发，邀请众多医学专家编写了这套丛书。丛书本着一切为了健康的目标，遵循科学性、权威性、实用性、普及性的原则，简明扼要地介绍了100种疾病。旨在提高全民族的健康与身体素质，消除医学知识的不对等，把健康知识送到每一个家庭，帮助大家实现身心健康的理想。本套丛书的章节结构如下。

第一章 疾病扫盲——若想健康身体好，基础知识须知道；

第二章 发病信号——疾病总会露马脚，练就慧眼早明了；

第三章 诊断须知——确诊病症下对药，必要检查不可少；

第四章 治疗疾病——合理用药很重要，综合治疗效果好；

第五章 康复调养——三分治疗七分养，自我保健恢复早；

第六章 预防保健——运动饮食习惯好，远离疾病活到老。

按照以上结构，作者根据在临床工作中的实践体会，和就诊时患者经常提出的一些问题，对100种常见疾病做了系统的介绍，内容丰富，深入浅出，通俗易懂。通过阅读，能使读者在自己的努力下，进行自我保健，以增强体质，减少疾病；一旦患病，以利尽早发现，及时治疗，早日康复，将疾病带来的损害降至最低限度。一书在手，犹如请了一位与您面对面交谈的专家，可以随时为您答疑解惑。丛书不仅适合患者阅读，也适用于健康人群预防保健参考所需。限于水平与时间，不足之处在所难免，望广大读者批评、指正。

编者

2015 年 10 月

目录

第1章　疾病扫盲
——若想健康身体好，基础知识须知道

第2章　发病信号
——疾病总会露马脚，练就慧眼早明了

第3章　诊断须知
——确诊病症下对药，必要检查不可少

第4章　治疗疾病
——合理用药很重要，综合治疗效果好

第5章　康复调养
—— 三分治疗七分养，自我保健恢复早

第6章　预防保健
—— 运动饮食习惯好，远离疾病活到老

第1章

疾病扫盲

若想健康身体好，基础知识须知道

🧑‍⚕️ 何谓感冒

人人都得过感冒，那么什么是感冒呢？

感冒包括普通感冒和流行性感冒。普通感冒，是鼻、鼻咽、咽喉等上呼吸道的急性炎症，因此常用急性鼻咽炎、急性咽炎、急性扁桃体炎等诊断名词，也常统称为急性上呼吸道感染，简称"上感"。本病为临床常见病、多发病，发病率较高。一年四季均可发生，冬春季最多见。可发生于任何年龄，以小儿发病率最高。常呈散发性，偶可造成流行。

流行性感冒，是病毒所致的一种急性呼吸道传染病。主要通过飞沫与直接接触传播，具有高度传染性，常易造成大范围甚至世界性大流行。

🧑‍⚕️ 感冒是人类最常见的多发病

感冒是人类最常见的多发性疾病。据统计，成年人每年要患感冒 3 ~ 4 次，儿童则多达 6 次以上。职工缺勤的 36%、学生病假的 67% 均是由感冒造成的。据世界卫生组织统计，每年死于感冒的人至少有 200 万以上。由于感冒病毒种类繁多，变异大，特异性免疫不巩固，故目前尚未找到理想的具有特殊疗效的疫苗和药物，在治疗方面仍处于"对症"治疗阶段。故一个人可能在短时期内反复发生感冒。

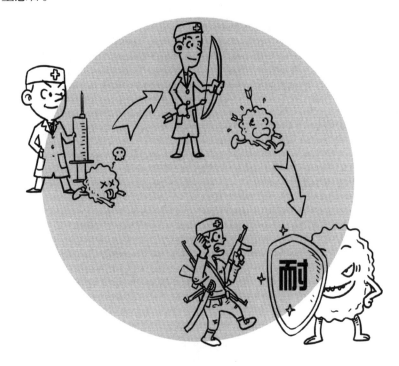

🔩 感冒的原因

感冒的病因可从病原体和身体的防御能力两个方面分析。

（1）病原体。各种病毒和细菌都可以引起上呼吸道感染，尤以病毒为多见，约占原发性感染的 90% 以上。经过病毒感染后，上呼吸道黏膜失去抵抗力，细菌可乘机侵入，并发较严重的细菌感染。常见病毒中，由鼻病毒引起的感冒约占感冒总数的 50%，冠状病毒约占 15% ~ 20%，腺病毒约占 10%，柯萨奇病毒、埃可病毒以及其他肠道病毒约占 10%，呼吸道合胞体病毒约占 5% ~ 10%，其他为类流感病毒等。常见细菌感染以溶血性链球菌最为多见，其次为肺炎球菌，葡萄球菌，流感杆菌等。

（2）身体防御能力。上呼吸道感染的发生和发展，不但取决于病毒或病菌的侵入，而且与身体的防御能力密切相关。这种防御能力在很大程度上受体育锻炼、营养状况和卫生习惯等影响，有了坚强的防御能力，即使遇到病原体也不易侵入。营养不良及（或）缺乏锻炼的人，容易感冒，特别在消化不良、佝偻病的小儿中，往往出现严重的症状。在气候多变的季节如春季、秋冬之交，因多数人呼吸道适应、防御能力下降，而容易造成流行。

感冒是如何传播的

感冒病原的传播途径历来认为主要是通过空气中的飞沫传播。一些学者通过实验研究认为，感冒并非完全通过空气传播，而主要是通过手与手的直接接触，至少由鼻病毒和呼吸道融合病毒引起的感冒是如此。目前认为，直接接触是感冒病原传播的一种重要途径。

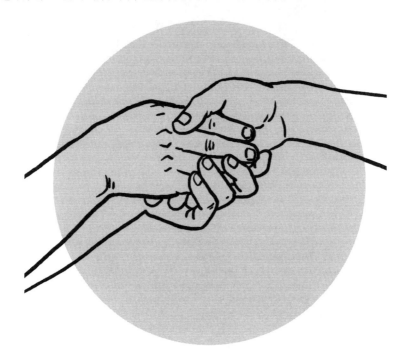

感冒的好发人群

每个人在任何情况下，都有发生感冒的可能，每人每年平均患感冒约 2 ~ 5 次。好发人群为：全身营养不良者；免疫功能低下者；进行放疗、化疗期间的肿瘤患者；长期应用免疫抑制剂的某些慢性病患者；婴幼儿；老年人。

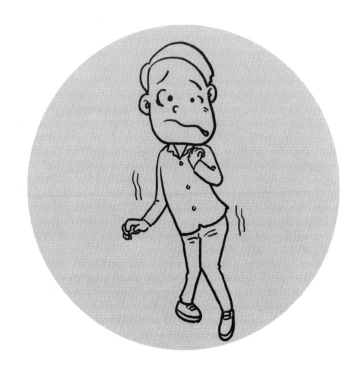

感冒的好发因素

感冒的好发因素包括：寒冷季节和天气变化时，如冬、春季和夏末秋初，为感冒的好发季节；过度疲劳；受寒、淋雨刺激；吸烟；放疗、化疗期间，外周血象下降等。

感冒的常见类型

感冒习惯上分为病毒性感冒和细菌性感冒。

病毒性感冒有：普通感冒、流行性感冒（简称"流感"）和病毒性咽炎等。

细菌性感冒有：细菌性咽扁桃体炎。

不能轻视的感冒

因感冒属常见病、多发病，普通感冒症状又轻，故易被人们忽视。其实，对于感冒，不能小看，应及时治疗，并积极预防。它是"百病之源"，对于人的健康影响很大。特别是婴幼儿，发生上呼吸道感染后，很容易继发气管炎，乃至肺炎，甚或造成死亡。

经常患感冒的人，机体抵抗力再度下降，可继发多种疾病，如并发急性肾炎、心肌炎，或风湿病等。另外，某些急性传染病的早期表现与上呼吸道感染的症状非常相似，如麻疹、小儿麻痹症、流行性脑脊髓膜炎等，因而容易误诊。同时，小儿患感冒也容易合并一些急性传染病。所以，对于感冒绝不能轻视，须积极预防，及时治疗，尤其对于小儿患感冒更应在及时治疗过程中，细心观察，防止变生他病。

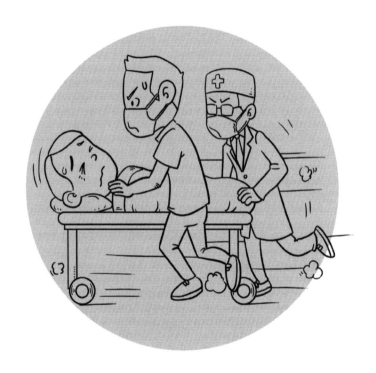

发热对人体有好处吗

　　感冒时发热，对人体亦有有益的一面。由于发热是人体抵抗疾病的一种生理性防御反应，它可调动机体的免疫系统，抵抗病原体的入侵，使外周血中白细胞增加，抗体生成活跃，肝脏解毒能力加强，新陈代谢加快，从而有利于病原体的灭活和局限。同时，高热还可在一定程度上直接杀灭感冒病毒。

🧑 感冒后免疫力可维持多久

感冒多由病毒引起，病毒进入人体后，人体的免疫系统会做出相应的抵抗反应，这种抵抗反应就是免疫力。普通感冒后的免疫力，一般可维持 1 个月左右的时间，流行性感冒则可维持 8 ~ 12 个月。虽然感冒后机体会产生免疫力，但由于引起感冒的病毒种类很多，故常常一种病毒感染痊愈后不久，又发生另一种病毒感染。所以，一个人在短时间内可能反复感冒。

🧑 流行性感冒是什么

流行性感冒，是由流感病毒引起的一种传染性极强的感冒病。流感病毒分为甲、乙、丙三型，其中，最常引起发病的是甲型。甲型流感病毒常在 10 ~ 15 年内发生突变，出现新的亚型，引起大流行。由于人体对各型流感病毒之间无交叉免疫能力，故每年都有不同范围的新亚型流感流行。

流行性感冒的症状与普通感冒大致相似；亦有部分患者全身症状较普通感冒重，如见持续高热、头痛、肌痛、全身疲软无力等症；部分患者病程迁延，可持续 2 周或更长时间；老年患者及慢性病患者易出现下呼吸道并发症，以及心肌炎、肌炎、脑炎等并发症。

流行性感冒的病原体

1933 年 Andrews 等人首先发现流行性感冒病毒有甲、乙、丙三种类型，呈球形、丝状。甲型病毒常引起感冒大流行，乙型病毒常引起局限性流行，丙型病毒一般只引起散发，较少引起流行。

流行性感冒病毒极易传播，发病率高，主要因为流感病毒的抗原性及其致病力极易发生变异，尤其是甲型病毒。其变异包含着从量变到质变的相互转化过程。一个新的亚型出现的初期，由于人群缺乏免疫力，很容易引起一次世界性的大流行，此后抗原特性相对稳定，以后每隔 2 ~ 3 年出现一个流行波，流感病毒发生部分的变化。随人群免疫力的逐渐增加，流行传播速度逐渐减慢，发病症状逐渐减轻。若病毒演变愈演愈烈，最后导致质变，即旧型消失而代之以新的亚型。

流行性感冒的流行特征

流行性感冒的流行特征是没有明显的季节性，但以冬季多见，往往突然发生，蔓延迅速，感染众多，流行过程短。流行性感冒的传播速度和广度与人口的密集程度有关，人口拥挤程度越高，流行速度越快，范围越大。感冒大流行，具有周期性，平均每隔 10 ~ 15 年爆发一次。大流行之后，常有 2 ~ 3 个较高的流行时期。

大流行的根本原因，考虑与下列三种因素有关：流行性感冒的潜伏期短，仅 1 ~ 2 天；主要通过空气飞沫与直接接触传播；流行性感冒病毒，各型之间无交叉免疫性，而且免疫力不超过一年。

流行性感冒的类型

流行性感冒，根据临床表现分为三型，分别为单纯型、肺炎型、中毒型。

（1）单纯型流感。本型最为常见，以全身中毒症状为主，而呼吸道的症状相对轻微，或不明显。开始先有恶寒，继而高热、头痛、全身酸痛。一般发热 2 ~ 3 日后，体温下降，鼻塞、流涕、喷嚏、咽痛等呼吸道症状较显著，部分患者还可出现食欲不振、恶心、便秘等消化道症状。中毒症状较轻者，病程仅 1 ~ 2 日即可痊愈。此型患者症状消失后，精神很差，体力恢复较慢。

（2）肺炎型流感。主要常见于小儿、老人或体弱多病、免疫力低下者。起病时与单纯型流感相似，但在发病 24 小时内，出现高热不退、剧烈咳嗽、呼吸困难、咯血、紫绀等症状。病程可延长 3～4 周。血常规检查：白细胞减少、中性粒细胞减少。X 线检查：双肺呈散在絮状阴影。磺胺、抗生素对本病无效。少数患者可因心力衰竭或周围循环衰竭而死亡。小儿病死率较高。

（3）中毒型流感。肺部病变不明显，但具有神经系统及全身血管系统损害，临床伴有明显脑炎或脑膜炎症状，如高热不退，神志昏迷。成人可出现谵妄，小儿可出现抽搐，并出现脑膜刺激征，如颈项强直、布氏征阳性等。少数患者由于血管神经系统紊乱或肾上腺出血而导致血压下降或休克等。此型病死率较高。

小儿呼吸道特点

初生儿几乎没有下鼻道，直到四岁时才完全形成；乳儿鼻腔无鼻毛，鼻黏膜柔嫩，富于血管，易于感染，乳儿期鼻黏膜下层缺乏海绵组织，故乳儿期很少发生鼻衄；婴幼儿鼻旁窦不发达，很少发生副鼻窦炎；幼儿鼻泪管较短，开口部的瓣膜发育不全，故上呼吸道感染时，易引起眼结膜炎；小儿鼻咽管较平、短、宽、直，且呈水平位，咽炎时易引起中耳炎；小儿咽部相对狭小、垂直，喉部较狭窄，呈漏斗形，喉软骨柔软，富于血管及淋巴组织，所以，轻微的感染，都会引起喉头狭窄，发生声音嘶哑，呼吸困难；小儿支气管、细支气管的平滑肌发育不完善，无软骨支撑，故易塌陷、阻塞；小儿肺间质发育旺盛，肺泡数目仅为成人的8%，毛细血管及淋巴间隙较成人宽，易发生间质性炎症、肺不张。

小儿感冒的常见诱因

小儿免疫系统、呼吸系统发育不够完善，若小儿缺乏体格锻炼或患营养不良、佝偻病，或居住环境拥挤，通风不佳，空气污浊，阳光不足等，均易引发小儿上呼吸道感染；若感受寒冷、潮湿等刺激，引起鼻黏膜血管舒缩功能紊乱，亦可使小儿上呼吸道发生感染。

小儿感冒的病原体

引起小儿感冒常见的病原体与成人基本相同，主要有鼻病毒、腺病毒、流感病毒、副流感病毒、呼吸道合胞病毒、埃可病毒、柯萨奇病毒；少数原发性细菌感染有链球菌、肺炎双球菌；有时支原体也可致病。

13

小儿易患感冒的原因

小儿的免疫球蛋白 IgG、IgM，在出生后 5 ~ 6 个月时较低。IgA 不能通过胎盘进入体内，故胎儿、新生儿血清中无 IgA，在 1 岁时才为成人的 13%，以后逐渐增加。IgA 有保护呼吸道黏膜免受病毒或细菌感染的作用，而婴幼儿的呼吸道黏膜缺乏分泌型 IgA，故病原体易在呼吸道黏膜繁殖，而引起呼吸道炎症。由上可知，小儿免疫系统的特点决定了小儿易患感冒。

小儿感冒能传染吗

小儿感冒多为病毒感染，常见的有呼吸道合胞病毒、腺病毒、某些肠道病毒、鼻病毒等。小儿感冒虽然不像呼吸道传染病如麻疹、百日咳、流脑、流感等具有明显的流行病史及强烈的传染性，但在冬春季节，气候多变的情况下，在居室拥挤、通风不良、空气污浊、护理不当致冷暖失宜时，是能够传染的。尽管如此，小儿感冒仍不是传染病。

小儿频繁感冒的危害

小儿频繁感冒可继发细菌感染，甚或感染直接蔓延扩散，使附近器官受累。常见的有中耳炎、淋巴腺炎、结膜炎、支气管炎、咽后壁脓肿。较大儿童上呼吸道患链球菌感染，多为咽炎，亦可引起肾小球肾炎、风湿热等变态反应性疾病。

孕妇感冒的危害

孕妇感冒的主要危害是对胎儿生长发育的影响，可能造成胎儿的先天性畸形，如胎儿小头颅、无脑、脑积水、先天性耳聋和智力障碍等。妊娠 1 个月内病毒感染的致畸率为 50%，2 个月为 25%，3 个月为 17%，3 个月后则大大降低。故感冒对妊娠 3 个月以内胎儿的致畸率最高，影响最大，应予特别注意。

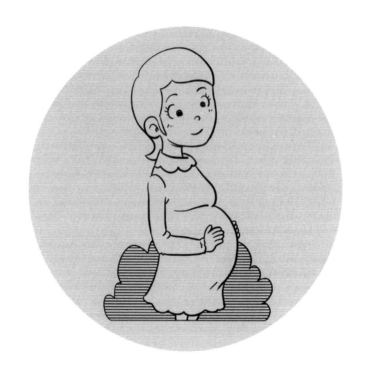

老年人感冒的特点

感冒是一种常见疾病，若老年人患病后，处理不当，常会引起严重后果甚至危及患者生命。

老年人的感冒往往具有下述特点。

（1）患病率高，容易发病。老年人随着年龄的增长，其御寒能力、抵抗力下降，机体适应能力差，每遇天气变化，极易诱发感冒。

（2）症状隐匿而不明显。部分老年人感冒后，尤其是在感冒初期，症状常不明显，仅有轻度头痛、乏力、鼻塞、不适等，往往发热不明显或不重。由于症状较轻，缺乏特异性，往往不被重视，易导致误诊和延误病情。

（3）并发症多。老年人全身许多器官和系统的功能处于衰竭边缘，极易受多种因素影响而出现障碍，产生各种并发症，尤其是心、肺功能，常因此诱发心力衰竭或呼吸衰竭而危及生命。

（4）治疗困难。老年患者自身免疫力低，对各种病原体抵抗力弱，所以，病原体难以被局限、消灭，病程常常迁延。同时，由于并发症多，治疗也较复杂，而且老年人心、肺、肝、肾功能欠佳，使临床用药受到许多限制，如输液不能过多、过快，所用药对肝、肾功能损害不能太重等。这些，均会对治疗效果产生不利的影响。

感冒是老年人的大敌

老年人由于自身心、肺功能差，感冒后并发症多，容易发生呼吸和心力衰竭，对生命造成威胁，故感冒为老年人的大敌，应予以重视。

（1）呼吸衰竭。老年患者如治疗不及时，常继发支气管炎、肺炎等，或引起慢性支气管炎急性发作，使呼吸功能严重受损，最终出现呼吸衰竭。

（2）心力衰竭。老年患者，尤其是原有心脏疾患，如风湿性心脏瓣膜病、冠状动脉粥样硬化性心脏病、心肌炎、肺源性心脏病等的患者，感冒可使心肌做功增加、负担加重而出现功能衰竭。

可见，老年人患感冒后应格外重视，积极治疗，万万不可掉以轻心。

中医学如何看感冒

中医学认为感冒是在人体正气不足的条件下，复感风、寒、暑、湿、燥、火（温、热），或疫毒之邪而致的一种外感病。

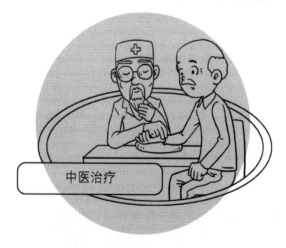

中医治疗

本病一年四季均可发生，但以冬春两季为多。自然病程为 3 ~ 7 天。在整个病程中少有传变。一般散在发生，若病情较重，在一个时期内广泛流行，男女老幼证候相似者，称为时行感冒。

感冒的临床表现以恶寒发热、头痛、全身酸痛、鼻塞声重、流涕喷嚏、脉浮等肺卫症状为主，或伴有咳嗽、咽痛、声音嘶哑等症。时行感冒则流行广泛，男女老幼症状相似，以急起发热、头痛、全身酸痛乏力为主，而肺卫症状较轻。但在感冒的整个病程中，可因人因时因地而各有不同，且正气有虚实，邪气有兼夹，故其表现不可一概而论。

🧑 感冒的中医病因

中医学认为感冒的病因，主要是感受以风邪为主的外邪所致，故俗称"伤风"。临床以发热、恶寒、头痛、鼻塞、流涕、喷嚏、咳嗽、脉浮等为主要症状体征。

风为春季的主气，然四季皆有风。所以，感冒于一年四季均可发生，但以冬、春季为多见。

四季又各有不同的时令气候，如春多风，夏多暑热，长夏（夏秋之间）多湿，秋多燥，冬多寒。风寒暑湿燥热（火），是四季不同的时令主气。

风邪的致病特点之一，即"风为百病之长"，风邪作为外邪致病的先导，常夹杂着其他外邪一同侵犯人体，如风夹寒、夹暑、夹湿、夹燥、夹热等。一般来说，随着不同季节，风邪兼夹不同时令之气，侵犯人体而发病，如冬季多见风寒，春季多见风热（春季气候转暖），夏季多夹暑热，夏秋之间的梅雨季节多夹湿邪，秋季多兼燥邪。另外，四季之中，又有气候失常的情况，如春应温而反寒，冬应寒而反暖，夏应热而反冷，秋应凉而反热，即所谓"非其时而有其气"。这种气候突变、寒温失常的情况，正是风邪兼夹时令之气侵入人体发生感冒的致病因素。

一般来说，风邪兼夹时令之气，常以风寒、风热两类为多见，其他暑、湿、燥等邪，亦能兼夹。于是感冒就有风寒、风热、暑热、暑湿、秋燥等不同。

中医学认为感冒是怎样发生的

风邪之所以能侵犯人体引起感冒，与机体正气之强弱，肺卫调节功能失常与否有密切关系。如果正气不足，起居不慎，受寒淋雨，劳累过度，致使腠理疏松，卫气不固，风寒暑湿燥热等时令之邪，便可乘虚侵犯人体而发病。

感冒，其病变部位主要局限于肌表，即皮肤及其附属组织，属于八纲辨证的外感表证。用其他辨证方法分析，也可以说，在脏腑辨证方法中属于肺系病，在卫气营血辨证方法中属于卫分病，在六经辨证方法中属于太阳病。

风邪等外邪伤人，通常是从皮毛或口鼻侵入人体。

卫气有护卫肌表、防御外邪侵入的功能，而卫气又与肺系和太阳经有密切关系。

肺主呼吸，开窍于鼻，外合于皮毛。当外邪侵犯人体，若从口鼻而入，则内归于肺。外邪犯肺，气道受阻，肺气失宣，则表现为鼻塞、流涕、喷嚏、咳嗽等症状。

太阳主表，为六经之首，统摄营卫，主卫气运行，以固护于外。足太阳经的循行，在人背腰部正中线旁左右各两条侧线，上下运行，故称足太阳经为“诸经之藩篱”。外邪侵犯人体，若从皮毛，由表入里，太阳经首当其冲，邪伤太阳经脉，致使营卫不和，卫外失职，正邪交争，故出现恶寒、发热、头痛、身痛等证。

若体质较强者，一般外邪侵袭于肺卫，多以表证为主，治之较易，收效亦快。若体质较弱正气不足者，抗御能力较差，外邪可由表入里，形成本虚标实之证，症状加重，以致变为他病。

🧑‍⚕️ 中医学认为影响感冒的主要因素

（1）气候。感冒随"六气"之不同，可出现不同的证候类型。"六气"是指初之气、二之气、三之气、四之气、五之气和终之气，它反映了一年之中六个气候变化规律。每一气中，有其主气，并配合四个节气。非时之气，即春应温而反寒，夏应热而反冷，秋应凉而反热，冬应寒而反温。非时之气是发生感冒，或引起时行感冒的重要原因。

（2）地域。我国地域辽阔，自然环境和气候条件有很大差异，直接影响着疾病的发生和发展变化。如西北部地势较高，气候寒冷，多风，空气干燥，居住在这一地区的人们，在外感中以风寒感冒多见；东南部地势较低，气候炎热，多雨，空气潮湿，居住在这一地区的人们，则以风热感冒多见。

不仅边疆与内地气候有别，即使同一地区内，高山与平地亦有差异，对人体均有影响。生活在不同地区的人，受自然环境和生活条件的影响，形成了体质方面的不同特点。

（3）体质。中医在重视整体观念的同时，亦极为重视个体体质差异。掌握体质特点对于了解疾病的发生、发展规律具有一定意义。个体体质的差异，常会造成对六淫中某些邪气的易感性。体质分阴阳，邪气分阴阳，同气相求。如内热者，易感风热；寒湿之体，易感风寒；

素体气虚者，卫外不固，易感风寒；素体阳虚者，肾阳亏损，易感风寒；素体阴虚者，阴精不足，易感风热或温燥。

个体体质的特殊性，还表现为感受六淫之邪，可以从化。如阴寒之体和气虚阳虚者，感受的外邪易从化为寒为湿；而阳热之体和精血津液亏虚、阴虚者，感受的外邪易从化为热为燥等。

外界气候变化复杂，体质不同对其变化的耐受力也不同，所以同一季节内可以有不同的感冒证型，而同一感冒证型，亦可以出现在不同季节中。

（4）七情。喜怒忧思悲恐惊七种情志变化，是人们思维活动的外在表现，是对外界各种刺激因素的反应。若各种突然的、持续的、强烈的精神刺激，超出耐受限度，便会影响到机体内部的气血、阴阳、脏腑经络功能活动，而使体质发生变化。

如禀性怒急者，怒则气上，气郁生火，故易感风热，或感寒后从化为热；禀性和缓，善思虑者，思则气结，中焦脾运不佳，痰湿内生，故易感风寒，或感热后从化为寒。

总之，七情内伤，正气受损，体质虚弱，易为六淫所感，而病感冒。

（5）月经。月经虽是妇女的正常生理现象，但在行经期间对身体也有一定的影响。如有的妇女出现周期性的经期感冒，很明显这是与月经有关的病理表现。

经期感冒，即在月经来潮前或经期发生感冒，病程较一般感冒为长，并可随行经结束而逐渐自愈，下月月经来潮，感冒随即再现，与月经周期关系密切。经期感冒，自觉寒热往来、头晕头痛、咽干、心烦，脉弦，苔薄，呈周期性出现，休作有时，属邪入少阳，枢机不利。用和解少阳法，小柴胡汤加减治疗有效。

（6）房事。精、气、神是人生"三宝"。精藏于肾，肾精亏损，元气不足，正气虚弱是造成早衰的重要原因，并可导致多种疾病。早婚、房事过度则伤肾。卫气根源于下焦，滋养于中焦，开发于上焦。肾精内乏，卫气虚损，卫外调节功能失常，故易招致外邪入侵，而成正虚邪实的感冒。

肾藏精，精化气，肾精所化之气为肾气，肾气属阳，肾精属阴。因肾精亏损而致肾气虚阳虚者，易感风寒；因肾精亏损而致阴虚内热者，易感风热。

（7）民族。不同民族有不同的体质特点。这些体质特点，是与地区方域、自然气候、生活习惯等分不开的。如内蒙古高原的蒙古族、青藏高原的藏族，地高陵居，冬季严寒，特别是内蒙古高原，是寒潮进入我国首当其冲的地方，风寒冰冽，游牧为生，喜酥酪肉食，体形丰腴。所以，患外感病时，多易感风寒，并常兼肉脂积滞，或兼痰湿内阻。

（8）性别。"女子以肝为先天，男子以肾为先天"。女性易感冒者，多是肝血虚亏；男性易感冒者，多责之于肺肾之虚。

人以脏腑经络为本，气血为用。血是月经、胎孕、哺乳的重要物质基础。故女性在月经、胎孕、哺乳等特殊的生理期间内，易为外邪所感而发生感冒，治疗时应照顾其生理特点，这是有别于男性的。

此外从性别、体质出发考虑，在同一地区内同一证型的感冒，一般情况下，男性患者的用药量比女性患者要大。

（9）年龄。不同年龄段的人均可出现不同类型的感冒，但因年龄不同，又各具特点。如老人易出现阳虚感冒或气虚感冒，这与老人衰老而致脾肾阳虚的生理病理变化有关，辨证属风寒的较多，发热不明显。青壮年易感者，多因恃强不避，感受外邪而成，阳气旺盛，风热多于风寒。小儿脏腑娇嫩，形气未充，腠理空疏，卫外机能不固，外邪乘虚侵入而易感冒；小儿一般多里热，一经感冒，寒易从热化，或热为寒闭，风热多于风寒；小儿感冒发病多急，变化迅速，常因发热而引起抽搐；多见兼夹证，如感冒夹痰、感冒夹食、感冒夹惊等。

小儿脏气清灵，感冒后及时正确施治，则易趋康复；青壮年体质壮实，感冒预后更好；老人脏腑功能减退，正气不足，体质虚弱，卫外功能失常，防御反应减退，或因新感引发痼疾，或因感冒后抗病力下降，而合并其他疾病。

感冒一般病情轻浅，极少传变，数日可愈；时行感冒，病情较重，病程略长。轻证患者可不药而愈；婴幼儿及年老多病等虚弱之人感冒及病情严重者，可致传变，传变入里，又可因邪气性质与兼夹证不同而变证丛生，多预后欠佳。由此看来，对感冒一病，临证时应从整体观念出发，辨证求因，审因论治，不得有丝毫的忽视与疏漏。

中医学如何认识小儿感冒

感冒是小儿时期最常见的外感病之一。其发病原因，主要由于小儿脏腑娇嫩，肌肤疏薄，卫外不固，加之寒暖不知自调，易于感受外邪，常因气候骤然变化，冷热失常，外邪乘虚入侵，就会发生感冒。若养育不当，孩子经常厚衣重被，深居室内，缺乏锻炼，则抵抗力弱，更加重其易感性。

小儿感冒若能及时治疗，一般症状较轻，预后较好。但年幼体弱病儿临床表现则较重，病情复杂，兼证较多。

小儿感冒的特点如下。

（1）热多于寒。小儿感冒，易于入里化热化火，辨证时对咽喉红肿，即使舌苔薄白而润，也要考虑为风热感冒，纵有寒象，亦以寒包热郁者多，辨证应当注意。

（2）易于夹痰。肺为娇脏，易受外邪，小儿肺脏尤娇，肺脏受邪，失于清肃，气机不利，津液凝聚成痰，以致痰阻气道、肺气上逆，表现为咳嗽较剧，咳声重浊，喉中痰鸣，苔腻脉滑，甚则肺气郁闭。

（3）易于夹滞。小儿脾常不足，饮食失节，感冒之后往往影响运化功能，常致乳食停滞不化，出现脘腹胀满，不思饮食，或伴有嗳气酸腐，呕吐，泄泻等症。

（4）易夹惊厥。小儿神气怯弱，筋脉未盛，又易于热化，若高热伤津，筋脉失养，容易出现热扰神明，常见惊惕啼叫，睡卧不宁，甚则惊厥抽搐、痉挛强直，舌边尖红，脉弦数。

妇女产后发热就是感冒吗

由于妇女生产时过度疲劳与失血，使之处于阴血骤虚，阳无所依，阳气浮越于外，营卫失和的状态，故产后一两日内有轻微发热，但短时营卫便可自行调和，其热不治自退。此属生理性发热，不必急于处理。

若因产后体虚、起居不慎、感受风寒引起发热，同时出现头痛、全身痛、出汗或无汗、怕风等症，才是感冒。除此之外，产后发热的病理性原因，尚有以下几种情况。

（1）产后失血过多引起的发热。多在下午明显，并伴有头晕、眼花、心慌，恶露量少、血色淡红、质清稀，小腹缓缓作痛，舌质淡苔薄白，脉虚细。

（2）产后恶露不畅、瘀血停留的发热。为乍寒乍热，恶露量少、色紫暗、夹有血块，小腹疼痛拒按，口干不欲饮水，舌苔薄白，脉沉涩。

（3）产后感染发热。或因不注意卫生，毒邪乘虚而入引起高热、怕冷，重则见寒战，恶露或多或少、血色紫暗如酱、黏稠、味腥臭，小腹疼痛、拒按，脉滑数，舌苔薄黄或黄腻。

（4）下乳时发热。在产后 2～3 天时乳汁应下，如果情绪不快、郁闷生气，乳汁郁结在里而不能下，可出现发热，并见乳房胀痛，但不红肿，舌苔薄白，脉弦滑或弦数。

（5）产后伤食发热。因产后气血亏、脾胃虚，若过食滋腻的食物（如油腻、黏腻之物），不易消化，可出现发热，伴上腹满闷胀满、打饱嗝，吐酸水，纳食不香，见食欲呕，甚则呕吐，舌苔黄腻，脉滑数。

反复感冒的人就一定体虚吗

反复感冒的人，有的是因为体虚，有的是因为有"内火"。人体素有内火者感寒而病。

在治疗上对于反复感冒者应据临床情况辨证施治，"实者泻之""虚者补之"，不可一味补益，以免犯"虚虚实实"之戒。

何谓风寒表实感冒

风寒表实感冒是感冒中的一个具体证候。在感冒前面冠以"风寒表实"四个字，是为了概括地说明感冒的病因、病位，以及病理变化特点三方面的问题，以便同感冒的其他证候加以区别，从而指导临床正确地选方用药。

感冒可以由多种不同的病因引起，根据致病因素的不同，感冒可以分为不同的证候，风寒感冒是其中最常见的一种，其病因是感受了风寒，一般俗称"伤风""受寒"。风寒感冒四季均可发病，但由于春季多风，冬季多寒，风、寒二气是春冬两季的主气，所以风寒感冒以春冬季多见。

风寒表实感冒是感受了风寒之邪，其病变部位主要在肌表皮毛。风寒邪气与人体正气相争于肌表，产生一系列的症状表现，中医称之为表证。表证是机体对病邪侵袭最初阶段产生的反应，常见于多种急性发热性疾病的早期，以发热、恶寒、舌苔薄白、脉浮为特点。

风寒邪气侵犯人体，由于邪气轻重的不同，患者体质强弱有异，所产生的病理变化和症状也不一样。表实是指感邪较重，并以寒邪为主，正邪激烈相争于肌表，造成皮毛闭塞、卫阳被遏、气血不利的特殊病理变化，其反映于体表的典型症状为无汗、头身疼痛、脉浮紧等。

综上所述，风寒表实感冒是感受风寒初起阶段，正邪相争在肌表，以发热、恶寒、无汗、头身疼痛、舌苔薄白、脉浮紧为主要表现的感冒中的一个具体证候。

何谓风寒表疏感冒

风寒表疏感冒是感冒中的一个具体证候。它同前面所述的风寒表实感冒一样，也是感受了外界的风寒邪气而致病，也是病变的初期阶段，但与其不同的是表疏，而不是表实。

表疏是与表实相对而言的，临床表现以汗出为特点，常兼有恶风、发热、脉浮等表现。所谓表疏的成因主要是人体感受风邪为主，风性开泄，令肌肤腠理毛窍疏松故汗出。如果从中医八纲虚实的概念来分析，表疏证是风邪伤人，肌表有邪气，全身正气不虚，并不属虚证，仍属实证的范围。所以不可误认为风寒表疏感冒为虚证。有些医书将本证称为风寒表虚证，是不确切的，容易造成误解，应予纠正。

另有两种情况，中医学称之为表虚。一是患者素体肺脾气虚，卫外功能不强，平时动则汗出，易于感冒，此种情况属气虚的范围。其虚在里而不在表，应以补益脾肺为主治疗，可选用玉屏风散。另一种为患者外感之后，治疗不当，发汗太过，遂出汗不止，恶风。这主要是由于表有邪气不解，又使肌表阳气受损，故使腠理开泄，汗出不止。按八纲虚实的概念划分，乃属于虚实夹杂的范围。临床上应该注意此两者与风寒表疏证的区别。

何谓风寒表湿感冒

风寒表湿感冒是风、寒、湿三种邪气侵犯人体所导致的感冒，是感冒病的一种证型。

风寒表湿证，多系淫雨季节风寒夹湿犯表，或劳力汗出、淋雨受凉，或井下水上作业，风寒湿邪外袭所致。

风寒表湿感冒的临床表现以恶寒发热、头重如裹、肢体酸痛或一身尽痛、舌苔白、脉浮濡为特征。

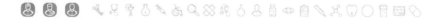

何谓表寒肺热感冒

表寒肺热感冒，是风寒客于肌表，热邪壅肺所致的表寒里热证候。

表寒肺热感冒，或因肺热内蕴、复感风寒，或因表寒未解、入里化热、肺热为表寒所遏而形成。

表寒肺热感冒，多以恶寒发热、咳嗽气喘、痰黄黏稠、烦躁为主症。

何谓风热感冒

风热感冒，是风热之邪侵袭人体所引起的以发热重、恶寒轻或汗出不畅等为主要临床表现的常见外感病。风热感冒一年四季均可发生，而以春季更为多见。多由气候突变，寒暖失调，风热之邪乘机侵入人体，袭肺犯卫，卫阳郁遏，营卫失和，正邪相争，而见表卫之证。风为六淫之首，虽可单独犯人而致病，但临床多见合邪为患，尤以风热合邪更为常见。

临床中精血津液虚及阴虚体质之人，最易感受风热之邪。

风为春季主气，风热感冒，每在春季易于罹患，是其时令之特点。

何谓暑湿感冒

暑湿感冒，是因饮食劳倦损伤脾胃，复感暑湿之邪而引起的以身热不扬、微恶风寒、微汗、头身困重、胸脘痞满、纳呆、苔腻、脉濡数等为主要症状的外感病。暑湿感冒发生于夏季多雨季节。夏日气候炎热，阴雨霏霏，天暑下逼，地湿上蒸，致暑湿肆虐。暑性大热，毛窍开泄，加之贪凉饮冷，以致暑湿为风寒所遏而发本病。由于暑湿感冒的病因是夏季感冒夹湿冒寒，所以又称为"寒伏暑"或是"夏日伤寒"。

暑湿感冒的症状特点既有寒湿郁于肌表，卫气不和的表证表现，又有湿浊中阻、脾胃不和而致的消化系统功能障碍的征象；若暑热内郁，还可见内热之象。

何谓暑热感冒

暑热感冒，是暑热之邪，侵袭肺卫，热蒸肌表，兼以耗伤津气，出现以发热、微恶风寒、汗出热不退、心烦、口渴为主症的证候。因本证发生于盛夏暑热季节，其证候属性为阳热，故名曰"暑热"。此类感冒，季节性强，热象突出，是四季感冒中症状较重的一种类型。

在大部分情况下，汗多患者感受暑热之邪在发病之初即见一派里热症状，没有明显的肌表受邪征象，即温病学家所言"夏暑发自阳明"。

夏月暑热既盛而又雨湿偏多，所以暑热又多夹湿。中医根据暑夹湿的多少，将夏日感冒区分为暑热感冒和暑湿感冒。两者具体鉴别点，其一在于了解发病的气候条件—久旱酷热时多患暑热感冒，而雨湿偏盛者，又以感暑湿病邪为多见；其二察其症状—若口渴、心烦、汗多、身热等热象突出者为暑热感冒，头重身困、脘腹胀满、恶心、纳少、发热与怕冷并见者为暑湿感冒。

所以，暑热感冒见于夏季，但不能认为夏天的感冒都是暑热感冒。暑热、暑湿两者病情、症状有别，治疗也迥然不同。

何谓凉燥感冒

凉燥感冒，是秋深初凉西风肃杀之时，感受凉燥之邪，致肺卫俱伤，以发热恶寒、头痛无汗、口鼻干燥为主症的证候。

第2章

发病信号

疾病总会露马脚，练就慧眼早明了

感冒的典型症状

　　从感染病毒到临床出现症状，这段时间称为潜伏期。感冒患者的潜伏期一般为 1 ~ 3 天。感冒多数起病急，呼吸道症状明显包括：打喷嚏、鼻塞、流涕，1 ~ 2 天后，由于炎症向咽、喉部位发展，会相继出现咽痛、咽部异物感，重者可出现吞咽困难、咳嗽、声音嘶哑，如无继发细菌感染，则痰少，为白色黏痰。合并眼球结膜炎时，还会出现眼痛、流泪、怕光。除上述症状外，还常伴发轻重程度不一的全身症状，如恶寒、发热、全身疲软无力、腰痛、肌痛、腹胀、纳差，甚至出现呕吐、腹泻。有些患者，口唇部还可出现单纯疱疹。上述症状多在 5 ~ 10 天内自然消失。

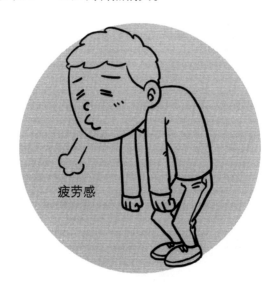

疲劳感

早期症状类似感冒的疾病

典型的感冒症状轻，病程短，有自愈倾向，一般 7 ~ 10 天即可恢复正常，但其临床表现常缺乏特征性。某些疾病，尤其是传染病的早期症状，仅有发热、头痛、乏力及轻度呼吸道症状，类似感冒，易于误诊，以致延误病情，需提高警惕。这些疾病包括：麻疹；小儿脊髓灰质炎；流行性脑脊髓膜炎；流行性腮腺炎；猩红热；流行性乙型脑炎；百日咳等。

人体正常体温

人体各个部位、每日早晚及男女之间的体温均存在着差异。人体正常体温有一个较稳定的范围，但并不是恒定不变的。正常人口腔温度（又称口温）为 36.3℃ ~ 37.2℃，腋窝温度较口腔温度低 0.3℃ ~ 0.6℃，直肠温度（也称肛温）较口腔温度高 0.3℃ ~ 0.5℃。一天之中，清晨 2 ~ 5 时体温最低，下午 5 ~ 7 时最高，但一天之内温差应小于 1℃。另外，女子体温一般较男子高 0.3℃左右。女子体温在经期亦有些许变化。

人体是怎样维持体温稳定的

位于人体下丘脑中的体温中枢担负着调节人体产生的热量与散发的热量保持平衡的任务。当热平衡时，人体体温保持稳定。若产热多于散热，则体温升高；若散热超过产热，则体温降低。

产热过程包括：运动或劳动时，骨骼肌收缩，产热增加；当环境温度下降和寒冷刺激时，肌肉收缩发抖，产热增加；肝脏等内脏器官代谢加强时，产热亦增加。

散热过程包括：对流、传导、辐射和蒸发四种方式。因皮肤表面面积大，故主要通过皮肤散热。

感冒后为什么会发热

感冒时，由于病原体侵入人体内，致中性粒细胞或单核拟巨噬细胞释放内源性致热原，使下丘脑的体温调节中枢发生失衡，产热过程加强而散热过程减弱，于是体温便升高，维持在一较高水平。若病原体被杀灭，致热原刺激消除，体温调节中枢功能恢复，减少产热，增加散热，使体温降至正常水平。由此可见，感冒时人体发热是机体对入侵病毒的一种反应，清除病原体是恢复正常体温的根本方法。

🔴 感冒合并细菌感染时有何表现

由于少数婴幼儿或年老体弱、慢性病患者抵抗力差，故感冒往往难以如期痊愈，易在普通感冒的基础上合并细菌感染。此时患者在感冒症状的基础上，常出现持续发热、咳嗽频繁，久之还可出现胸闷、胸痛、痰量增多、痰色变黄。体检双肺呼吸音粗，可闻及湿性音。辅助检查：血常规中白细胞计数升高，常大于 10.0×10^9/L，白细胞分类中性粒细胞明显升高，可达 80% ~ 85% 以上。X线胸透可见肺纹理增粗、紊乱，重者可形成片状阴影。

🔴 小儿感冒的表现

3 个月以内婴儿患感冒时，发热轻微或无发热，鼻塞症状较为突出，可引起吮乳困难或拒乳。

婴幼儿患感冒时发热明显，全身症状重；若在夏季，除见发热、咳嗽、流涕、声音嘶哑等症状外，还可见咽弓、悬雍垂、软腭上有数个 2 ~ 4cm 大小的疱疹且咽痛明显，即疱疹性咽峡炎。

🩺 小儿感冒时出现耳闷、流泪的原因

正常人的中耳、眼部与呼吸道是相通的。连接中耳与呼吸道的是咽鼓管，连接眼部与呼吸道的是鼻泪管。咽鼓管开口在咽部，当打哈欠或吞咽时，咽鼓管开放，有少量气体进入中耳，维持鼓膜内、外气压的平衡。鼻泪管开口在鼻部，正常情况下泪腺分泌的泪液通过鼻泪管流入鼻腔。小儿感冒时，呼吸道黏膜充血、水肿，致咽鼓管及鼻泪管开口阻塞。咽鼓管阻塞后气体不能进入中耳，而中耳的气体又不断被黏膜吸收，使鼓膜内外气压不平衡，出现耳闷，甚者可出现中耳炎。鼻泪管阻塞导致泪液不能流入鼻腔则会出现流泪。

🩺 小儿感冒时眼睛发红的原因

小儿感冒大部分是由病毒感染所致。在种类繁多的病毒中，有一种被称为"腺病毒"的，除可引起感冒症状外，还可侵犯眼部，引起结膜炎，故出现眼睛发红的症状。

小儿感冒时口腔或口角会起疱的原因

小儿感冒易出现口腔或口角起疱，一般为数个或十几个灰色小水疱，周围有红晕，破溃后可形成小溃疡。这是由于小儿感染了疱疹病毒的缘故。该病毒除可引起发热、流涕、流泪、咽痛等感冒症状外，还可使口腔内黏膜或口角周围皮肤起疱疹。小儿感染该病毒后，其机体产生的免疫力可将大部分病毒消除，但仍有少数潜伏下来，以后每遇受凉、感冒等情况，机体免疫力下降，此病毒又会导致该病复发。

小儿感冒时会出现皮疹吗

在引起感冒的众多病毒中，有一部分是肠道病毒，如埃可病毒等，若被这些病毒感染后，可出现不同形态的皮疹。此皮疹与传染病的皮疹不同。简言之，传染病的皮疹出现有一定的顺序，其形态也较一致，每一种传染病都有各自比较固定的前驱期，而肠道病毒引起的皮疹则无上述规律。

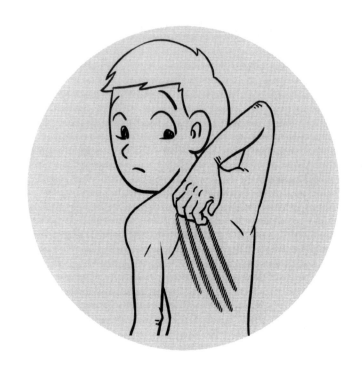

🩺 小儿感冒时出现气喘的原因

　　小儿感冒时易出现缺氧，导致气喘，其原因有二：其一，小儿的呼吸道狭窄，黏膜柔嫩且血管丰富，感冒时易出现充血、水肿，引起气道阻塞；其二，小儿肺泡的数目、呼吸面积均相对较少，呼吸代偿能力低，易发生换气功能不足。

小儿感冒时出现呕吐、腹痛、腹泻的原因

有的小儿感冒时会出现呕吐、腹痛、腹泻，这是由于小儿神经系统发育不完善，感冒时病毒侵入，使机体自主神经功能紊乱，胃肠蠕动亢进所致。腹痛一般多在脐周，多无压痛；若病毒侵入肠系膜淋巴结，导致淋巴结炎，则会出现剧烈腹痛。

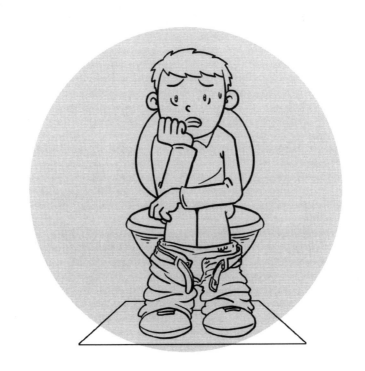

第3章

诊断须知

确诊病症下对药，必要检查不可少

感冒患者要做的实验室检查

（1）血象。病毒性感染，白细胞计数正常或偏低，淋巴细胞比例升高；细菌性感染，白细胞计数常增多，有中性粒细胞增多和核左移现象。

（2）病毒和病毒抗原的测定。如用免疫荧光法、血清学诊断法、病毒的分离与鉴定等，以判断病毒的类型，区别病毒和细菌感染。

（3）细菌培养。以确诊细菌感染和判断细菌的类型。

如何鉴别感冒与麻疹

麻疹是由麻疹病毒引起的急性传染病，多发生于儿童。麻疹早期，有明显的上呼吸道及眼结膜卡他症状，发病即可见发热、畏光、流泪、流涕、咳嗽等症状，容易与流行性感冒相混淆。但是，在麻疹发病第 2～3 天可在患者颊黏膜及唇内侧，出现直径 0.5～1mm 的小白点，周围环绕红晕，用压舌板刮不掉，由少逐渐增多，可能相互融合，称口腔麻疹斑，此斑一旦出现，即可确诊。感冒无此斑出现。

如何鉴别感冒与脊髓灰质炎

小儿脊髓灰质炎是由脊髓灰质炎病毒引起的急性传染病。本病多发生在夏秋季节，主要通过消化道传染。多发生于儿童，尤其好发于5岁以下小儿，故又有"小儿麻痹症"之称。本病潜伏期3～35天，平均为5～14天。起病可缓可急，主要表现为发热，一般在38℃～39℃之间，伴多汗，并有咳嗽、流涕等上呼吸道炎症现象，经过2～3天体温可恢复正常。1～6天后，再次发热，与第一次发热形成两次发热高峰，即"双相热型"。这是脊髓灰质炎发热的特殊热型，凭此可与感冒相鉴别。随后，逐渐出现肌肉疼痛、知觉过敏、项背强直，以至出现肢体瘫痪等典型症状。

如何鉴别感冒与流行性脑脊髓膜炎

流行性脑脊髓膜炎简称"流脑"，是由脑膜炎双球菌所引起的急性传染病，多在冬春季节流行，常见于儿童，通过空气中的飞沫传播。

其主要临床表现为：发病急，突然高热、头痛、呕吐，皮肤黏膜有出血点或瘀斑，颈项强直等脑膜刺激征。

辅助检查可见：白细胞总数明显增高；脑脊液穿刺呈化脓性改变；脑脊液涂片镜检可找到脑膜炎双球菌；血液和脑脊液细菌培养阳性。根据临床脑膜刺激征、皮肤黏膜出血点及细菌感染的检查结果，均可与感冒相区别。

如何鉴别感冒与流行性腮腺炎

流行性腮腺炎为流行性腮腺炎病毒所致的急性传染病，以腮腺肿胀伴有疼痛为其主要特征，多伴有发热和轻度全身不适。潜伏期为 14 ~ 21 日，平均约为 18 日。因为该病腮腺肿胀出现较早，一旦出现，即可与感冒相区分，故一般临床鉴别诊断不困难，仅少数不典型病例需根据当地的流行情况及接触史加以注意，防止误诊。

如何鉴别感冒与猩红热

猩红热是由乙型溶血性链球菌所致的急性传染病。临床特征为发热、咽峡炎、全身有弥漫性鲜红色皮疹和疹退后明显的皮肤脱屑。因为猩红热与感冒都是冬春季常见病，早期症状又很相似，所以容易混淆。但猩红热发病后，咽部明显红肿疼痛，一昼夜内出现典型皮疹，舌鲜红无苔如杨梅，均与感冒有明显不同，可资鉴别。

如何鉴别感冒与百日咳

百日咳是由百日咳（嗜血）杆菌引致的急性呼吸道传染病，常见于小儿。其特征是阵发性痉挛性咳嗽，并伴有深长的鹭鸶鸣样吸气声。本病初期与感冒症状相似，容易混淆。一般经过 7 ~ 10 天左右，出现特征性痉咳，即阵发性短促咳嗽，声声相连，连续十余声或几十声，随之深吸气发出鹭鸶鸣样高调吼声，暂时间歇后再反复发作。病程可达 3 个月之久。这些特征，都是感冒所没有的，可资鉴别。

如何鉴别感冒与流行性乙型脑炎

流行性乙型脑炎简称"乙脑"，是由日本脑炎病毒所致的急性传染病。经蚊媒介传播，发生于夏秋季节。初起症状与感冒相似，自第 4 ~ 10 天，出现高热、抽风、嗜睡、昏迷、浅反射消失、肌张力增强、肢体痉挛、脑膜刺激症状及锥体束症状。这些特征性症状一旦出现，与感冒的鉴别并不困难。早期则需根据流行季节，提高警惕。

🔲 流行性感冒的诊断

流行性感冒的诊断可根据以下四点确定。

（1）接触史及集体发病史

短期内有较多患者出现感冒症状体征。

（2）典型症状和体征

流行性感冒发病较急，全身症状较重，患者持续高热，体温高达40℃，肌肉关节酸痛，而鼻塞、流涕、咽痛等症状出现较迟。

（3）流行特征

流行性感冒发生突然，传播迅速，同时有明显的地区性流行。

（4）实验室检查

①血常规检查。白细胞总数降低，嗜酸性粒细胞消失，淋巴细胞相对增加。如合并细菌感染，则白细胞总数及中性粒细胞偏高。

②病毒分离。早期可获得70%的阳性结果，一般于发病第7日即不能再获得阳性结果。

③免疫荧光技术。取患者鼻洗液中黏膜上皮细胞的涂片标本，或将咽漱液接种于细胞培养管内，应用荧光抗体技术加以检测，结果出现快，灵敏性高，有助于早期诊断。

④血清学检查。红细胞凝集抑制试验及补体结合试验。血凝抑

制试验的特异性较高，而补体结合试验的灵敏性较高。这些方法仅作为病后回顾性诊断，不适于快速诊断。

小儿感冒时白细胞会减少吗

白细胞包括中性粒细胞、淋巴细胞、嗜酸性粒细胞等很多种类。通常所说的白细胞减少，主要指中性粒细胞的减少。小儿感冒大多是由病毒感染引起的，病毒对中性粒细胞有破坏作用，故可引起白细胞的减少。

小儿感冒时为什么会出现异常淋巴细胞

感冒大部分是由病毒感染引起的。机体在感染一些病毒（尤其是 EB 病毒）后，会导致外周血淋巴细胞增多，并出现一些异常淋巴细胞，如泡沫型淋巴细胞、大细胞型淋巴细胞等。这种单纯出现的异常淋巴细胞与白血病不同。白血病是人体的造血干细胞，在某种因素的作用下恶性增殖并侵犯其他脏器所引起的一种疾病。其主要临床表现为反复的感染、发热、贫血及出血。部分患儿可有肝、脾、淋巴结的肿大及骨骼疼痛等表现。辅助检查，外周血可有幼稚细胞，还可有血红蛋白、白细胞及血小板的减少等。经骨髓穿刺可确诊，从而与感冒鉴别。

如何诊断小儿感冒

小儿感冒，90% 以上由病毒引起，其发病率占儿科首位。婴幼儿感冒全身症状重，甚者可见高热惊厥，而局部症状不显著。因体质强弱、年龄大小及感染的病原体不同，病情的轻重缓急也有所差异。其诊断要点如下。

（1）全身症状。大多有发热，体温可达 39℃ ~ 40℃，持续 1 ~ 2 日或数日。部分患儿因突发高热而引起惊厥。可有流涕、鼻塞、咳嗽、腹痛、恶心、呕吐、腹泻等。

（2）查体。咽部充血，婴儿因鼻塞而张口呼吸或拒乳，咽部可见滤泡，颌下淋巴结肿大且有触痛。肺部听诊正常，腹部柔软，无肌紧张及固定压痛点。肠道病毒感染时，可见不同形态的皮疹。

据小儿全身症状和查体结果，即可明确诊断。

小儿感冒一般 3 ~ 4 日自愈。如体温持续不退或病情加重，应考虑炎症波及其他部位，进一步对肺、耳和神经系统进行检查。

在诊断感冒时，要与某些急性传染病的早期及流感等鉴别，以免误诊失治。

如何鉴别小儿感冒与气管炎

若小儿在感冒后咳嗽症状加重，夜间难以入睡，在胸部一侧或两侧可听到或多或少的湿性音，分泌物咳出后，湿性音可暂时减少，常可于喉部听到痰鸣，重者可发热38℃～40℃，食欲欠佳，睡眠不安，此即是合并了气管炎。气管炎的病程一般为7～16天，发热先退，但咳嗽有时可迁延2～3周，并常复发。本病与小儿感冒较易鉴别。小儿感冒常有发热、咳嗽、流涕、咽痛、鼻塞等症，部分患儿可合并腹痛、呕吐、腹泻、惊厥，但一般约7天左右痊愈。

如何鉴别小儿感冒与肺炎

支气管肺炎是婴幼儿时期的常见病，一年四季均可发病，以冬春季或气候骤变时多见。

支气管肺炎主要有三个方面的表现。

（1）发热，体温38℃～40℃，中毒症状较重，某些重症肺炎，可发生休克、败血症，甚至死亡。

（2）咳喘、呼吸困难、呼吸增快，重症者可有鼻翼翕动、口周青紫、三凹征，小婴儿常伴有拒奶、呕吐、腹泻等消化道症状。

（3）肺部听诊两侧布满细小的湿性音、捻发音及各种干性音。本病可以是原发，也可以继发于某些传染病之后。当出现上述三方面症状时，表明已合并肺炎。一般来说，小儿感冒症状较轻，易与肺炎鉴别。若小儿感冒合并肺炎，应及时送医院治疗。

如何鉴别小儿感冒与流感

流感是流行性感冒的简称，是由流感病毒引起的急性呼吸道传染病。此种病毒有甲、乙、丙等类型，通过飞沫和接触传染，有高度的传染性。且流感病毒有易变性，人们对这种病毒没有持久的免疫力，在流行期间都可患病。本病除了具有普通感冒的症状外，还可见眼部充血、皮疹，全身中毒症状重，高热不退，有些婴幼儿还会并发肺炎、气急、紫绀、呕吐，甚至神志昏迷、抽搐。由于流感具有高度传染性，常有一定的流行趋势，同时有许多人发病。

小儿感冒可合并喉炎吗

小儿的咽喉腔比较狭小，黏膜和黏膜下的组织比较松软，血管、淋巴和腺体十分丰富，受到感染后，咽喉腔的黏膜易于肿胀，使空气的通道明显缩小。又因小儿正处于生长发育时期，对疾病的抵抗力和免疫力较差，故在感冒时常会并发喉炎。合并喉炎后除了有一般的感冒症状之外，小儿还可出现声音嘶哑、犬吠样咳嗽，有时会突然从睡梦中惊醒哭叫，喉咙里发出一阵阵吹哨子样的尖叫声，即医学上所称的"喉鸣音"。若患儿呼吸困难，张口呼吸，口唇及面色青紫，鼻翼翕动，大汗淋漓，烦躁不安，应立即送医院急救。急性喉炎在呼吸困难的早期选用适量的激素类药物，治愈较快。

小儿感冒能引起流行性脑脊髓膜炎吗

感冒90%是由病毒引起的。流行性脑脊髓膜炎，简称流脑，是由脑膜炎双球菌引起的。流脑的早期也可有上呼吸道感染症状，具有流行性，在春冬季节常见，亦可散发。由于两者的病原体不同，故小儿感冒不会引起流脑。但是，当小儿出现感冒症状时，应警惕排除流行性脑脊髓膜炎。

🧑‍⚕️ 小儿感冒能引起麻疹吗

小儿感冒多由病毒引起，常见的有鼻病毒、腺病毒、流感病毒、副流感病毒、呼吸道合胞病毒、埃可病毒、柯萨奇病毒等。麻疹是由麻疹病毒引起的，有接触史，上呼吸道炎症症状要比感冒重，在口颊黏膜上有柯氏斑。由于两者的病原体不同，所以感冒不能引起麻疹。但是，对感冒病儿，应严密观察，防止将麻疹误诊为感冒。

🧑‍⚕️ 小儿感冒能引起心肌炎吗

小儿患了感冒，病原体侵入体内，不仅可出现呼吸道的炎症反应，也可出现心肌的炎症反应。多出现于体弱或感染病毒症状较重的小儿。一般多在感冒时或感冒后 1～3 周，出现胸闷、心悸、乏力、心前区疼痛、心律不齐，严重者可出现急性心力衰竭或心源性休克。如果出现以上症状，应立即送小儿到医院检查、治疗。

🧑‍⚕️ 小儿感冒能引起肾炎吗

在健康小儿的上呼吸道内，有一些细菌，如溶血性链球菌、肺炎双球菌等存在。在正常情况下，这些细菌不引起疾病，但在感冒时，若处理不当，机体抵抗力下降，细菌即可侵入体内引起疾病。若感冒并发 β - 溶血性链球菌感染时，易引起肾炎，是一种变态反应性疾病。感冒通常是由病毒引起的，就病毒感染而言，亦可引起病毒性肾炎。故感冒是能引起肾炎的。感冒引起肾炎，无论是哪一种情况，都应该立即送患儿到医院诊治。

如何鉴别小儿感冒与常见传染病

普通感冒与传染病在本质上是两种不同的疾病，是由不同的病毒感染所引起的。临床常见的呼吸道传染病，如麻疹、幼儿急疹、流行性腮腺炎、猩红热等，在发病早期均可出现发热、流涕、流泪等感冒症状，与普通感冒很难鉴别。但经过一定的时间后，这些传染病就会出现一些特异的表现。可通过以下几方面进行鉴别。

（1）详察病史。注意询问小儿是否有传染病接触史、预防接种情况及当地的传染病流行情况等。

（2）特异性皮疹。大部分传染病都有特异性皮疹，如麻疹在发病早期口腔黏膜可出现柯氏斑，水痘全身出现小疱疹等。临床上常根据皮疹出现的部位、时间、形态以及出皮疹的顺序来区别不同的传染病。

（3）呼吸系统以外的其他系统损害。感冒一般只累及呼吸系统。传染病除侵犯呼吸系统外，还可侵犯其他系统，出现一些特异性表现，如流行性腮腺炎出现腮腺肿大，脊髓灰质炎出现瘫痪，流行性脑脊髓膜炎可出现恶心、喷射性呕吐等。

小儿反复感冒应检查的免疫功能指标

人体内存在一种非特异免疫功能，譬如皮肤黏膜的屏障功能、白细胞的吞噬功能等。除此之外，还有一个专门产生免疫力的场所，即免疫系统。免疫系统在细菌、病毒或他们产生的毒素等抗原物质的刺激下，可以产生一种特殊的蛋白质，叫作抗体。一种病毒或一种细菌只能产生一种抗体，而一种抗体只能杀灭相应的一种病毒或细菌，所以称其为特异性免疫功能。人体就是靠这些免疫功能来保护自己、战胜疾病的。3个月以后的婴幼儿从母体得到的抗体已经消失了，自身的免疫系统尚未发育完全，呼吸道黏膜还很娇嫩，加之接触的人与物范围逐渐扩大增多，尤其在受凉疲乏之后更易发病。如果小儿反复感冒，家长除总结经验，加强生活护理，免受感染之外，还应带小儿去医院检查体液免疫功能 IgA、IgG、IgM，细胞免疫功能

E、玫瑰花结及化验查血锌、铜等微量元素。

感冒病的中医诊断标准

（1）两个区域性症状

①全身性症状。恶寒发热，头痛、身痛或腰背酸痛，有汗或无汗，脉浮，舌苔薄白等。

②局部性症状。咳嗽，流涕，喷嚏，鼻塞，咽痛，声重，声哑，纳差，恶心等。

（2）五个系列症状

①卫表系列。恶寒发热或暂不发热，头痛，身困，有汗或无汗，脉浮，舌苔薄白。

②肺卫系列。恶寒发热，有汗或无汗，咳嗽，喷嚏，鼻塞，流涕，咽痛，脉浮数，舌苔薄黄。

③太阳经系列。恶寒发热，头痛，项背不适，身痛，无汗，腰背酸痛，脉浮紧，舌苔薄白。

④胃肠系列。恶寒发热，恶心，口苦，呕吐，腹痛，腹泻，脉浮滑，舌苔偏腻，色白或黄。

⑤混合系列。恶寒发热，头痛，身痛，咳嗽，咽痛，呕吐，腹痛，

腹泻，脉浮滑数，舌苔白干。

凡具备①、②、③、④系列中任何一个系列症状者，即可诊断为感冒。局部症状与全身症状均见者，即符合混合系列症状者，可诊为时行感冒。

中医学对感冒的分型

中医将感冒分为实证、本虚标实证、脱证三大类。

（1）实证。根据感受的邪气及其发生发展情况不同，分为风寒感冒、风热感冒、暑热感冒、暑湿感冒、温燥感冒、凉燥感冒、风寒表湿感冒、表寒肺热感冒，以及少阳病、太阳少阳并病、太阳阳明合病、三阳合病等十二个主要证候。

（2）本虚标实证。根据正虚的性质分为气虚（肺气虚、脾气虚、肺脾气虚）、阳虚（脾阳虚、肾阳虚、脾肾阳虚）、阴虚（肺阴虚、肾阴虚、肺肾阴虚）、血虚及气阴两虚感冒等十一个主要证候。

（3）脱证。虽有气脱、阳脱、阴脱等多种类型，但临床以阳气暴脱为主。

时行感冒有发病急、病情重、传染性强、患者症状相似等特点，老人、小儿、孕妇、产妇感冒亦有其各自特点，临床均应辨证论治。

风寒表实感冒如何诊断

风寒表实证系风寒外袭，肺气失宣所致。风为阳邪，具升发向上、向外之性，易伤头面诸窍；寒为阴邪，其性凝滞，主收引，易伤阳气。两邪杂感，束于肌表，使毛窍闭塞，玄府不通，邪正交争，发为斯证。邪气郁闭，正气不充，虽有交争，但风寒偏盛，则见恶寒重、发热轻；风寒束表，腠理闭塞则无汗；足太阳之脉主一身之表，其经脉起于目内眦，上额交巅入络脑，还出别下项，风寒客之，经气不舒，甚或收引，则见头项强痛、肢体酸痛；风寒袭表，内犯于肺，肺气失肃，气道不利，则有鼻塞声重、时流清涕、咳嗽痰稀之症，重者则见胸闷、喘促；脾湿素重的患者，还会见到头重、身困，或泛恶、不食等。风寒表实证的典型舌脉为苔薄白，脉浮紧。

综上所述，风寒表实证的临床表现如下。

主症：恶寒重，发热轻，无汗；肢体酸痛或头项强痛；鼻塞声重，时流清涕。

次症：咳嗽，痰多稀薄；头重，身困；胸闷，喘促，泛恶，不食。

舌脉：舌苔薄白，脉浮紧。

故其诊断依据为：凡具备主症前两项，或第一项和第三项，并见典型舌脉者，或见主症第一项及次症两项和典型舌脉者，即可诊断为风寒表实证。

风寒表疏感冒如何诊断

汗出当风，肌腠疏松，风寒之邪，乘虚而入，是风寒表疏证的形成机制。综上所述，风寒表疏证的临床表现可归纳如下。

主症：发热，恶风；汗出；头项强痛。

次症：鼻流清涕；咳嗽。

舌脉：舌质淡红，苔薄白；脉浮缓。

凡具备主症前两项及次症中一项，并见脉浮缓苔白者，即可诊断为风寒表疏证。

风寒表湿感冒如何诊断

本证有明显的季节性和地域性。梅雨连绵、空气潮湿，或汗出当风、汗湿浸渍，或久坐湿地、卫阳被困，均可导致本证的发生。风寒湿邪相搏，郁于肌腠，营卫失和，则见恶寒发热；湿为阴邪，重浊黏腻，湿邪外困，则见头重如裹，肢体酸痛，或一身尽痛；邪犯表卫，肺气失宣，则可见鼻塞流涕，或咳嗽。风寒表湿之证可见苔白、脉浮濡。故其临床表现如下。

主症：恶寒发热；头重如裹。

次症：鼻塞流涕；咳嗽；肢体酸痛或一身尽痛。

舌脉：舌苔白润或薄白而腻，脉浮濡。

凡具备主症前两项及典型舌脉，或主症前两项及次症中任何一项和典型舌脉者，即可诊断为风寒表湿证。

表寒肺热感冒如何诊断

本证因风寒客表，邪热壅肺，热被寒遏，不得透发，故形成表里寒热互相错杂的证候。其临床表现如下。

主症：恶寒发热，身痛；汗出、烦躁，口渴；咳嗽气喘。

次症：鼻塞、声重，头痛；咽喉肿痛；痰黄黏稠，鼻煽息粗；溲黄便秘。

舌脉：舌质红，苔白或薄黄；脉浮数。

凡具备主症三项，或主症一、三项和次症二至四项，或主症二、三项和次症前三项，并均见典型舌脉者，即可诊断为表寒肺热感冒。

风热感冒如何诊断

风热外感，多发生于春季。春季多风，气候转温，故风与温热之邪多相兼致病。风热感冒系风热之邪侵袭肺卫，致卫表不和，肺失清肃而出现的证候。

其临床表现如下。

主症：发热，微恶风寒，无汗或有汗，头痛身楚；鼻塞，流黄浊涕，咳嗽，咽红干痛。

次症：微汗，口干渴，咯痰黄稠。

舌脉：舌尖红，苔薄黄；脉浮数。

凡具备主症第一项及次症，或主症第二项及次症，并见典型舌脉者，即可诊断为风热感冒。

暑湿感冒如何诊断

暑为阳邪，其性炎热，主开泄升散；湿为阴邪，其性重浊黏滞。暑湿合邪是夏天多雨季节外感时病的特点。暑湿之邪侵袭机体，既伤肺卫之表，又困脾胃之里。

其临床表现如下。

主症：身热不扬，微恶风寒，汗出热不解；头身困重，胸脘痞满，纳呆。

次症：口干不欲饮，心烦，倦怠，小便黄少，或大便泄泻。

舌脉：苔腻，脉濡数。

凡夏季外感时病，具备主症两项及典型舌脉，或见主症第一项和次症及典型舌脉，或主症第二项和次症及典型舌脉者，即可诊断为暑湿证。

暑热感冒如何诊断

暑热证发生于夏季最炎热的七、八月间，由于气温较高，毛窍开泄，故易感受暑热之邪而发病。暑为火热之气，侵袭人体传变极速，故表现出一派里热征象。但暑热证绝非是单纯的阳证、热证、实证，而常伴有气虚、阴伤的证候。

临床表现如下。

主症：发热，微恶风寒，汗出热不退；心烦，口渴，咽痛。

次症：骨节酸痛，头昏或头痛，倦怠，小便短赤。

舌脉：舌质红，苔黄；脉浮大而数。

凡夏季外感暑热之邪，具有主症两项，或主症第一项及次症，并均见典型舌脉者，即可确诊为暑热感冒。

凉燥感冒如何诊断

深秋时节，感受当令之气，燥与寒邪合而为患，即是凉燥，又谓之"次寒"。凉燥外束肌表，卫阳被遏，经气不舒，则可见发热恶寒；若腠理闭塞则无汗；燥邪上犯清窍，则发头痛；燥气内应于肺，肺气失宣，肃降失司，则生咳嗽；燥胜则干，津气内伤，则有鼻燥咽干、唇燥、皮肤干燥之症。燥而寒，则口干不渴；邪在卫表故苔白脉浮。由上可知，凉燥证的临床表现如下。

主症：发热轻恶寒较重；头痛无汗；鼻咽干燥；咳嗽痰少。

次症：唇燥不渴，皮肤干燥。

舌脉：舌质淡红，舌苔薄白少津；脉浮。

凡秋深初凉之时，感受外邪，俱见主症四项，或一、三、四项，或一、二、三项，或主症一、三项及次症，并均具典型舌脉者，即可诊断为凉燥证。

第4章

治疗疾病

合理用药很重要，综合治疗效果好

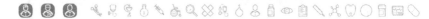

🧑 感冒发热的处理与注意事项

感冒发热有利也有弊,应根据患者体温高低和身体素质状况加以处理。

青壮年患者,当身体一般状况较好时,体温处于38.5℃～39℃时,可予以物理降温,当体温超过39℃时,可考虑行药物降温。

老年患者及婴幼儿、心功能较差的患者,当体温超过38℃～38.5℃时,应考虑药物降温,以防止出现心衰或高热抽搐。

(1)物理降温方法

①头部及血管丰富处冷敷。用冷毛巾及冰帽放于患者头部,同时,也可将冰袋放于腋窝、腹股沟等大血管经过处。

②酒精或温水擦浴。用30%～50%酒精或32℃～34℃温水,擦浴患者颈、胸、腋下、上肢、手心、手背、腹股沟、下肢及脚心、脚背等部位。每次15～30分钟,以促进机体蒸发散热。

(2)药物降温方法

①柴胡注射液4ml或阿尼利定2ml肌注,临床多用于高热的临时处理。

②吲哚美辛栓。1/4～1/2枚,放入肛内。

③阿司匹林0.3～0.6g,每日3次,哮喘患者及有出血倾向、活

68

动性出血患者禁用。

④乙酰氨基酚。0.25 ~ 0.5g，每日3次，肝肾功能受损者慎用。

因药物降温是通过全身大量出汗而达到降温目的，所以应缓慢进行，不宜太快过强，以免汗出过多引起虚脱和血压下降，尤以老年患者心功能较差时为甚。若汗出过多，发生虚脱情况，轻者可自行喝淡盐水或糖水，重者应立即输液，补充电解质（尤其是钾），以维持体液平衡。

🩺 如何治疗感冒

感冒有自愈趋向，病程大约7天左右，在目前尚无特效治疗手段的情况下，感冒治疗着重于对症处理，减轻症状，缩短病程，促进早日康复。治疗方法，包括非药物治疗和药物治疗两方面。

（1）非药物治疗

应卧床休息，保障足够睡眠，多饮水；在饮食上应进流质或半流质、清淡、高蛋白饮食，并应戒烟、戒酒；室内环境要保持一定的温、湿度，注意通风；同时减少外出及体力活动。上述措施，可明显缩短病程，防止病情迁延，利于早日康复。

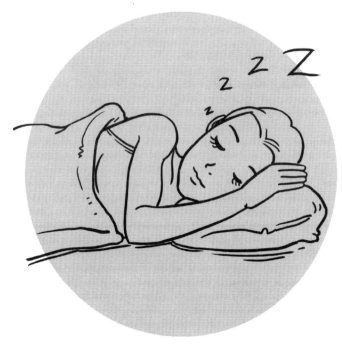

（2）药物治疗

①发热处理。

②对症治疗。若有明显的呼吸道症状，如鼻塞、流涕、流泪，可用 1% 麻黄素滴鼻，每次 2～4 滴，每日 3 次，并可口服氯雷他定 10mg，每晚 1 次或氯苯那敏 4～8mg，每日 3 次。咽痛者可口含碘喉片，每次 1～2 片，每日 3～4 次，或含溶菌酶片，每次 1～2 片，每日 4～6 次。咳嗽频繁者，可服复方甘草合剂，每次 10ml，每日 3 次；喷托维林，每次 25mg，每日 3 次。若咳嗽痰多，痰液黏稠，则可加用溴己新，每次 16mg，每日 3 次；3% 含胺棕色合剂，

每次 10ml，每日 3 次。若咳嗽剧烈，影响工作和休息时，可临时或短时口服磷酸可待因，每次 30mg。其他如感冒清热冲剂、速效感冒胶囊等也可部分缓解上述症状。

③抗病毒药物。金刚烷胺：每次 100mg，每日 2 次，常见副作用有精神不集中，出现幻觉、失眠、厌食及吞咽困难等，停药后上述症状便可消失；利巴韦林：每次 100 ~ 200mg，每日 3 次，对呼吸道合胞病毒、流感病毒有效，但在动物实验中有致胎儿畸形作用，故孕妇禁用；吗啉胍：每次 100 ~ 200mg，每日 3 次，对鼻病毒、呼吸道合胞病毒、腺病毒及流感病毒均有效，常见副作用有胃肠不适、出汗、低血糖等，与氯苯那敏、维生素 C 合用，可减轻上述副作用。

怎样选择感冒药

尽管不同的人患感冒时症状及其程度可能有所不同，但基本上大同小异。一般感冒症状大抵可分为以下几个方面。

发热、怕冷、全身肌肉及关节痛；上呼吸道卡他症状：流清鼻涕、鼻腔堵塞、咽部发痒、流泪、频频打喷嚏；咳嗽或有少量痰。

绝大多数感冒是由病毒引起的，属于自限性疾病。目前治疗感冒的各种复方西药，尽管成分药名不同，但基本上是针对感冒时上述症状设计的，其成分包括以下几类。

（1）解热止痛药物：乙酰氨基酚、阿司匹林。

（2）减少毛细血管充血药物：伪麻黄碱、氯苯那敏。

（3）止咳药：右美沙芬。

（4）防止甲型流感病毒进入细胞的药物：金刚烷胺。

怎样进行流行性感冒的治疗

流行性感冒的治则与治法和普通感冒基本相同，临证时亦应注意以下三点。

（1）充分的休息和足够的睡眠。这是迅速减轻症状、促进自愈、早日康复的前提，同时亦可减少传染他人的机会。

（2）加强抗病毒治疗。可应用金刚烷胺以对抗亚洲甲 II 型（A2）流感病毒，每次 100mg，每日 2 次，有癫痫病史的患者慎用；用利巴韦林对抗甲型及乙型流感病毒，每次 100 ~ 200mg，每日 3 次；有条件者可用干扰素和干扰素诱导物抗病毒。

（3）积极防治并发症。应严密观察病情，尤其是婴幼儿及老年患者，需注意其体温、血象、痰色、痰量、心率等的变化，防治继发细菌感染。

🧑‍⚕️ 感冒合并细菌感染的治疗

一旦明确诊断为细菌感染，应及时、积极地给予治疗。因为细菌感染往往提示其病情较重，并可以播散、发展，甚则可引起其他严重并发症。感冒合并细菌感染时，除继续进行感冒治疗外，合理、有效地使用抗生素是其主要治疗手段。临床可选用的药物有如下。

（1）复方新诺明：每次 2 片，每日 2 次，对磺胺类药过敏者禁用，肾功能不良者慎用，服此药后应多饮水。

（2）红霉素：每次 0.25 ~ 0.5g，每日 3 次，胃部不适及肝功能损害为其副作用。

（3）麦迪霉素：每次 0.2 ~ 0.4g，每日 3 次。

（4）乙酰螺旋霉素：每次 0.2g，每日 3 次。

（5）头孢氨苄（先锋Ⅳ号）：每次 0.5g，每日 3 次。当口服上述抗生素无效时，可换用。

（6）青霉素：80 万单位，肌注，每日 2 次.

（7）艮他霉素：8 万单位，肌注，每日 2 次。经上述治疗，多数患者都可治愈；若仍不能控制则应考虑住院治疗，做痰液细菌培养加药物敏感试验，依其结果选择敏感抗生素治疗。

小儿感冒的治疗

小儿感冒时宜卧床休息，吃流食或软食，婴儿应暂时减少奶量；室温宜稳定，切勿太高或太低；室内相对湿度最好在50% ~ 60% 范围。

近年来，应用 10% 利巴韦林进行上呼吸道局部滴鼻（2 岁以内小儿每侧鼻孔 2 滴，2 岁以上每侧鼻孔 3 滴），高热期开始 15 分钟滴 1 次，共 4 次，此后每 2 小时 1 次，夜间停用，热退后改为每日 4 次，对病毒性感冒有效。有鼻塞可用新可麻合剂（新霉素 10mg、氢化可的松 5mg、麻黄素 10mg，加生理盐水到 10ml），在进食前或睡前点鼻，每日 4 ~ 6 次，每次每侧鼻孔 2 滴。体温超过 38.5℃者，可给阿司匹林 10mg/kg 体重，4 ~ 6 小时 1 次，或行物理降温。

若出现并发症，应考虑应用抗生素。

小儿感冒发热时的处理

正常小儿的体温个体略有差异，一般来说，正常体温范围腋下温度为 36℃ ~ 37℃，当腋下温度超过 37.4℃时，可认为是发热。小儿感冒时发热并不需要都给予降温，除非体温超过 38.5℃，有引起脑细胞损伤的危险或既往有高热惊厥史者，需及早予以解热剂，否

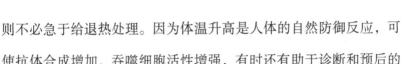

则不必急于给退热处理。因为体温升高是人体的自然防御反应，可使抗体合成增加，吞噬细胞活性增强，有时还有助于诊断和预后的判断。

常用的降温措施如下。

（1）物理降温。头部冷敷，或头枕冰水袋；用30%～50%的酒精擦患儿的四肢、手足、大动脉搏动处等；或将病儿放于室温21℃～22℃的环境中，尽量少穿衣服，使病儿皮肤通过与外界空气接触，借空气的传导、对流、辐射散热，来降低体温。以上方法均可达暂时降温的目的。

（2）药物降温。常用阿司匹林或阿鲁片达到降温目的。一些有清热解毒作用的中成药亦可应用，如紫雪丹、新雪丹、小儿金丹等。

除以上措施外，还应注意小儿在发热时应充分休息，多饮开水，吃易消化食物，加强生活护理。

应用阿鲁片退热注意事项

阿鲁片是阿司匹林与苯巴比妥的复合制剂，简称阿鲁片。阿鲁片退热主要是阿司匹林在起作用。阿司匹林有很强的解热镇痛及抗风湿作用，口服后被肠壁和肝脏水解为水杨酸，发挥解热镇痛的作用。

应用阿鲁片时应注意以下问题。

（1）不能用于新生儿。

（2）对阿司匹林过敏者禁用。少数患者在应用阿司匹林后，出现荨麻疹、血管神经性水肿、过敏性休克和哮喘，故哮喘患者禁用。

（3）剂量切勿过大。阿司匹林在体内半衰期为4小时，若用量过大，其半衰期可延长至30小时，可因药物蓄积而有中毒的危险，还可引起出血及恶心呕吐、腹痛等胃肠道反应。

（4）不要频繁服用。服药间隔不能短于4～6小时，否则亦可引起上述问题。

滴鼻退热时的注意事项

临床上应用的滴鼻退热药物，主要成分约50%或25%为安乃近。应用这些药物时，除严格遵循医嘱外，还应注意不可一次滴入太多。因为若剂量太大，会引起体温下降过快或体温不升，对小儿无益；再者，婴幼儿鼻腔狭小，若滴入过量，易使小婴儿窒息。故小婴儿尤其是新生儿，不能用滴鼻退热法。

小儿感冒应用抗生素的指征

小儿感冒主要由病毒感染引起，许多研究资料表明，抗生素不能缩短小儿感冒的病程，也不能预防并发症。故一般小儿感冒未出现并发症时不宜应用抗生素。若一旦出现并发症，如中耳炎、副鼻窦炎、颈淋巴结炎、气管炎、肺炎等，必须应用抗生素。另外，一些重症患儿及高度怀疑细菌感染的年幼体弱患儿，也要应用抗生素。一般选用青霉素，疗程3～5日，明确为链球菌感染或既往有肾炎或风湿热者，可延长到7～10天或据情况相应延长。

孕妇感冒后用药的注意事项

大多数药物可由母体经胎盘进入胎儿体内，部分可对胎儿造成损害，有致畸作用。故孕妇的用药原则是能不用则尽量不用，能少用就不多用，必须用时要权衡利弊，慎重用药。一般像板蓝根冲剂等中药制剂，对孕妇还是比较安全的，还有青霉素、磺胺、红霉素、林可霉素等，经动物实验及应用于人体，未证实对胎儿有危害，亦可应用。而抗病毒类药物，如利巴韦林、吗啉胍等则避免应用。还有卡那霉素、链霉素、四环素、氯霉素、阿司匹林和水杨酸制剂等，均对胎儿有损害，或有致畸作用，不能应用。

解表法是治疗感冒的基本方法

解表法，又称汗法，是一种疏散外邪、解除表证的方法，主要适用于外感初起，病邪侵犯肌表所表现的一系列病证。适用于恶寒发热，头项强痛，肢体疼痛，无汗或有汗，舌苔薄白，脉浮等症状，通过发汗达到解除表邪的目的。

感冒是由于风邪为主的六淫、疫毒等外邪侵袭人体而导致的疾病。一般初起邪在肺卫，辨证属于表实证，采用解表达邪的治法，故解表法是治疗感冒的基本大法。即使患者素体正亏，感冒后形成本虚标实之证，不可恣行发散，重伤正气，但在扶助正气的基础上，仍必须解除表邪，扶正解表并施，不与解表大法违背。

解表法的适应证

解表法可以分为辛温解表法、辛凉解表法、透表解暑法、辛凉润燥法、辛温平燥法等治法。

辛温解表法适用于风寒感冒。风寒感冒有表实、表疏之分。前者寒邪偏盛，令卫阳闭遏、营阴郁滞，治应发散风寒，用麻黄汤；后者风邪偏盛，令卫阳不固，营不内守，治宜调和营卫，用桂枝汤。

辛凉解表法适用于风热感冒，根据邪气在卫在肺不同，选用银翘散或桑菊饮治之。

透表解暑法适用于暑热暑湿感冒，根据暑热、暑湿之不同，而选用新加香薷饮、雷氏清凉涤暑法治疗。

辛凉润燥法适用于温燥感冒，以辛凉甘润之品为主，选用桑杏汤、清燥救肺汤治之。

辛温平燥法适用于凉燥感冒，以辛温甘润之品为主，选用杏苏散、雷氏苦温平燥法治疗。

解表法的兼治方法

（1）解表化湿法。素有脾虚蕴湿，又感风寒湿邪，内外相引，风寒湿相搏，病发感冒，恶寒发热，无汗，身体烦疼，形成风寒夹湿之证。治应辛苦温燥相合，一方面辛温开散，可以发汗，使肌表之邪由汗而解；一方面苦温合用，可以健脾燥湿，脾运湿化，里湿无由以生。但风为阳邪，开散易泄，湿为阴邪，黏腻难除，故发汗之时，当微微似欲汗出，使阳气内蒸，湿可化汗而出，以达风湿俱去之目的。方如藿香正气散。若风寒表湿重者，选羌活胜湿汤加减，以祛风胜湿解表。此时，万不可峻汗，邪风虽散，湿反不去，病证不解，甚或因骤汗伤阳，汗湿相合，痹留肌腠，而成"湿痹"之候。若湿郁化热，既有恶寒发热、头痛项强、肢体酸楚疼痛、无汗等表寒湿症，又有口苦微渴等里热症者，治宜解表祛湿，兼清里热，可选九味羌活汤。

（2）化饮解表法。本法为表有风寒，内有水饮而设。患者素有痰饮，复感外邪，则表里合邪，表寒引动内饮，以致内饮外邪呈互结之势。如只解表则饮不除，只治饮则表不解，病难痊愈。当以解表与化饮并施，表解饮化，则病邪均除，实两全之法。方用小青龙汤。本方治风寒束表，内有水饮，恶寒发热，无汗，咳嗽，喘息，痰多而稀，不渴饮者。

（3）理气解表法。本法为感冒兼有气滞者而设。凡素有气滞不舒之疾，复感风寒者，可用此法。平素肝气郁滞之人，感受外邪后，最易入里化热。如单用解表发汗法，气滞不舒，表亦难解，必于解表药中，加入理气之品，使表得解，气得舒，可免寒邪入里化热。方用香苏散。如外感风寒较重者，可酌加解表药。

（4）解表消食法。感冒发生之前，所食之物尚未消化，而致饮食停滞，或因病后勉强进食，难以运化，以致食滞内停，则可形成感冒夹食之证。所以，治应解表化食同进，而于解表剂中加入消食化滞之品，以期表解食消。

（5）解表生津法。津液不足，外感表邪，或外邪束表，邪郁津伤所致之感冒，除恶寒、发热、头痛等表证表现外，必见头项强急，或"项背强几几"等津伤筋脉失润之证的表现。这类病变，治应解表以散外邪，滋养津液以舒筋脉。若津伤不甚，寒郁肌表，而不汗出者，应开泄腠理，发汗散邪，兼以生津濡筋；若属风邪外袭，肌表疏泄而有汗者，应和营卫以解肌，生津舒筋以缓急；若津伤较甚，身体强急，则应和营卫以解太阳卫分之表，清热生津以养筋脉。葛根汤、桂枝加葛根汤、瓜蒌桂枝汤等，临床均可选用。

🧑 感冒运用解表法的禁忌

解表法运用失当，有耗阴、伐正之弊端。所以，《伤寒论》提出解表剂的若干禁忌证。

（1）营气不足。《伤寒论》说："脉浮紧者，法当身疼痛，宜以汗解之。假令尺中迟者，不可发汗。何以知然？以营气不足，血少故也。"脉浮紧，周身疼痛，病属表实证，可以用麻黄汤解表发汗，但尺脉迟，是营血不足之征象，虽有表证，亦不可单纯解表，以免引起亡阳脱阴之变证。此时当养血滋阴解表。

（2）误下里虚。《伤寒论》说："脉浮数者，法当汗出而愈，若下之，身重心悸者，不可发汗，当自汗出乃解。所以然者，尺中脉微，此里虚，须表里实，津液自和，便自汗出愈。"脉浮为表证，当用汗法而愈，医者反用下法，损伤了患者正气和津液，而出现身重心悸、尺脉微等里虚证候。此时虽有表证，亦不可用汗法，当待正气来复，津液自和，往往能够自然汗出而愈，或者用补虚胜邪法治疗。

（3）中虚里寒。《伤寒论》说："病人有寒，复发汗，胃中冷，必吐蛔。"素来中虚里寒之人，虽有表证，仍应扶助胃阳为主。假如单用汗法，表证不但不解，反而更伤里阳，使里寒加重，而引起呕吐，甚至吐出蛔虫。

（4）咽喉干燥。肺阴不足、咽喉干燥之患者，虽有表证，亦不可强发其汗，由于阴液不足，发汗不但不能驱邪外出，反因表散而耗伤阴液，使咽喉干燥加重，甚则引起咽喉疼痛、吐脓血等症候。所以，《伤寒论》说："咽喉干燥者，不可发汗。"此时可予以滋阴解表，阴液得充，作汗表解，咽喉干燥亦可解除。

（5）淋家。《伤寒论》指出："淋家，不可发汗，发汗必便血。"

小便淋涩不利、尿道疼痛的患者，为肾阴亏损，下焦蕴热。此类患者，即使有表证，亦禁解表发汗。若误用解表，表证不但不解，反而更伤津液，阴液愈亏，邪热逼血妄行，而发生尿血变证。

（6）疮家。患疮疡的人，脓血淋漓，久不痊愈，必然阴血亏损，虽患感冒表证，亦禁单纯解表发汗。假如单纯表散，不但达不到解表驱邪外出之目的，反而耗散阴液，使阴液更亏，筋脉失于濡养而发生痉挛的变证。故《伤寒论》提出"疮家虽身疼痛，不可发汗，汗出则痉"。

（7）衄家。《伤寒论》指出："衄家，不可发汗，汗出必额上陷，脉急紧，直视不能眴，不得眠。"常鼻衄之患者，阴血亏损，虽有感冒，亦禁单独发汗。因单纯表散，汗出阴血更伤，大汗出则重伤其阳，而犯虚虚实实之诫，阳虚者出现两目直视，眼珠不能转动，阴虚者，引起烦躁和失眠等症。

（8）亡血家。有吐血便血或崩漏失血之患者，阴血已亏，解表发汗加重出血及损伤表阳，引起恶寒战栗。故《伤寒论》强调指出："亡血家，不可发汗，发汗则寒栗而振。"

（9）汗家。《伤寒论》云："汗家重发汗，必恍惚心乱，小便已阴痛。"汗为心液，平素汗多，必致心虚，复患感冒，单纯解表发汗，使津液由毛窍而泄，以致津液更亏，出现精神恍惚、心中烦乱和尿道干涩疼痛之变证。

总之，营阴不足，血液亏损，以及阳气虚微之患者，虽有表证，亦不可单纯解表，以免犯虚虚之诫，引起变证。必须权衡整体，配以相应药物，兼治内虚和兼夹病邪，既达到解表驱邪治疗疾病的目的，又不至于有耗伤人体正气的副作用。正如《中医治则研究·治疗方法》所说："《伤寒论》条文有汗多不可汗，是仲景谆谆告人勿妄用发汗药，不可汗者指较严重虚证，而一般虚证兼见并非禁用汗法，而应慎用，或采用解表兼法。如麻黄附子细辛汤即为阳虚外感者而设。"

感冒如何辨证施护

辨证施护与辨证论治一样，是中医的特色。辨证施护的意义在于根据不同的证候，从疾病的实际情况出发，采用不同的护理方法。感冒一病属中医的表证，但感邪有不同，体质有虚实，邪气有兼夹，故应在一般护理的基础上，以辨证为前提，以证候为依据，在护理时区别对待。

（1）辨证候的性质，区别护理。证候不一，护理也有其特殊的要求。如风寒感冒，以恶寒重为特点，此类患者应注意防寒保暖，药宜热服，加衣被，啜热粥。饮食可佐姜、葱、蒜、椒等以调味，助药力散寒祛邪。

风热感冒，以发热重为特点，应顺其病势，不需强发其汗。风热感冒出现高热，一般不采用凉水敷或冰敷降温，因为此种物理降温法可使腠理闭塞，汗不易出，与因势利导的汗法相悖。咽痛者，可用淡盐水漱口。饮食宜清淡，禁忌公鸡、鲤鱼、狗肉等发物。如此等等，当视病情而区别护理。

（2）注意体质虚实，加强护理。感冒一病，体质壮实者病程短，疗效快，选用解表剂即可。而体虚者，应密切观察病情，视其气血阴阳之虚的不同，而加强护理。如阳气虚者，易患风寒感冒，在发汗同时应注意顾护阳气，居室宜温暖，饮食宜辛辣温热，发汗勿太过，更应防止漏汗不止。阴血虚者，易感风热，居室宜通风凉爽，饮食应清淡，多食蔬菜水果，多饮水。根据"夺血者无汗""夺汗者无血"的道理，对阴血虚弱者，不宜强发其汗，尤其产后、亡血，劫汗太过必更伤阴血，可加用食疗清补之方，以滋汗源，但亦不应过用寒凉免至冰遏。对虚证患者平时喜进滋补者，在感冒期间，一般应暂时停服常用之滋补药物。婴幼儿体质娇嫩，重证感冒变化最速，尤应加强护理，严密注视变化。

（3）辨邪气兼夹，注意变证。感冒病常可诱发宿疾，或素有痰饮、食滞、气滞等，复感外邪，致使感冒与他病相互兼夹，病情复杂。对这类患者的护理，一方面要注意外感病邪的进退，另一方面应注意观察宿疾的发展情况。因为两者在发病过程中相互影响，往往会此起彼伏，所以，在护理时应全面观察，权衡标本，针对不同情况掌握护理重点。

中医治疗小儿感冒的注意事项

（1）辛温辛凉并用。小儿感冒虽也分为风寒、风热两大证候，但临床以风热证者为多。因为小儿一般里热较盛，纵然属风寒邪气所伤，也容易化热，若挟食滞则更易化热，或热为寒闭，反而引起其他变化。此时，单用辛凉药则往往汗出不透，寒邪不去；单用辛温药，又常常热不能解，反而助温增热。所以临床一般采用辛温辛凉并用，方能风寒风热两解。如热仍不退，还需佐以清热药。

（2）注意标本兼顾。小儿感冒与成人感冒不同，主要区别在于兼夹证多。以感冒为本，则兼证为标，治疗必须标本兼顾。小儿感冒常见兼证有三型：兼痰者宜佐以宣肺化痰，兼滞者宜佐以消食导滞，夹惊风者则佐以安神镇惊或平肝熄风。

（3）结合小儿年龄、病情特点选择用药。药物既要有效，还要容易为小儿接受。药量与成人相比要酌情减少，不可过量。

（4）小儿衣食因不能自己调节，要加强护理，避免着凉，吃易消化的饮食。

（5）小儿感冒变化迅速必须注意密切观察病情，以便及时做出处理。

婴幼儿感冒的简易疗法

婴儿是指 1 岁以内的小儿，幼儿是指 3 岁以内的小儿，婴幼儿感冒以后服药困难，造成治疗上的严重难题。下述简易疗法可达到治疗目的，而不必打针吃药。

（1）填脐疗法。将药物放在病儿肚脐内，借以发挥药效。风热感冒用葱白 15g，连翘 15g，共捣烂，装入纱布包填放患儿肚脐上，注意观察，待病儿将欲出汗时，给他饮用少量温白开水，以促其发汗散热；风寒型感冒用葱白 30g，生姜 2g，胡椒 1g，三味共捣烂，装入纱布包，填放病儿肚脐上，加饮温白开水小半杯，以促其发汗驱寒。感冒愈后取下药包。

（2）握掌疗法。将药物握于病儿掌心，借以发挥药效。风寒感冒用薄荷、防风各 15g，生姜 9g（咽痛不用），先将薄荷、防风捣粉，再将生姜捣泥调匀，加少量白开水拌稠，装在两个 10cm 左右长条小纱布包内，放于患儿两掌心，外用长纱布缠好固定，约 20 分钟打开取出。若不出汗，可给其喝些姜糖水（生姜 3 片，红糖 1 勺），小半杯左右即可，同时脚下放进毛巾包好的暖水袋，盖好衣被，促其发汗。若病儿感冒轻微发热咳嗽，药用薄荷 9g，连翘 9g，橘红 6g，共同捣烂，开水冲泡半潮调匀，分装纱布包握两手心，方法同上。

（3）擦法。适用于小儿感冒发热或着凉汗闭不出。药用大葱白 150g，薄荷叶 6g，黄酒 200g 炖热。将大葱白放在干净的石臼里，兑温开水 2 大勺，捣烂取汁，倒入干净杯中，加入薄荷叶，再将炖热黄酒冲入搅匀，然后用柔软绸布或消毒纱布蘸药液轻擦鼻翼（鼻棱两旁）、两额（太阳穴）、第七颈椎与肩平处（大椎穴）、前胸、后背、两肘弯、两腿弯、两手心和尾椎骨两旁，每处搓擦 20 ~ 40 次左右，擦时要轻，用力均匀合适。

（4）灌肠法。适用于小儿普通感冒和流感的治疗，也可用于流感的预防。药用银花、大青叶、板蓝根各 1 份，黄芩 2 份。将单味药分别水煎后混合沉淀，取澄清液，浓缩成 50% 煎液，加入适量防腐剂或冷藏备用。婴儿每次 15ml，幼儿每次 30ml，保留一小时，每日 2 次，3 日为一疗程，或病愈为止。注意推药速度要慢，推药后嘱患儿侧卧 30 分钟，以利药液保留，更好发挥药效。

（5）敷贴法。适用于小儿风热感冒。取鲜地龙 10 条放入碗内，撒上白糖适量，片刻后地龙因液体外渗而死亡，加入面粉适量调成膏，制成直径约 3cm 的药饼两枚，分贴囟门和肚脐，每次贴 4～6 小时，每日 2 次，连贴 2～3 日。

🩺 如何防治小儿暑热

小儿夏季伤暑，发热经久不退，名为暑热。在我国南方及滨海地区较为多见。不同于一般感冒，而是因外伤暑邪、内蕴湿热所致。

小儿伤暑，发热持续不退，气候越热，发热越高，发热有起伏，多见暮热早凉或早热暮凉，无汗或少汗，口渴喜饮，小便多。发热高时，烦躁不安；热轻浅时，仍嬉戏如常。无头痛、身痛、恶风寒等症，但见口唇干，舌红，脉滑数。治以清暑、宣肺、泄热。方用：香薷、甘草各 3g，藿香、连翘、知母、黄芩、淡竹叶、金银花各 6g，生石膏、生稻芽各 10g，水煎服；鲜薄荷 6g，鲜藿香、鲜佩兰、鲜石斛、鲜荷叶、鲜茅根、鲜芦根、鲜竹叶各 10g，水煎当茶频饮。

如发热时间过长，有汗或多汗，烦渴引饮，舌红干燥少津，苔薄或无苔，脉象洪数，则治以清暑、养阴、生津。方用：太子参 10g，麦冬、生稻芽、石斛、淡竹叶、寒水石各 10g，黄芩、知母、五味子各 6g，甘草 3g。水煎服。

本病若经久不愈，后期可致气阴两伤，出现发热不退、肢体倦息、精神不振、不思饮食、口中无味、口渴唇干等症，舌燥苔少无津，脉象虚数。治宜益气养阴。方用：太子参、炙黄芪、五味子、茯苓、白术、知母、地骨皮、白扁豆各 10g，天冬、麦冬各 6g，甘草 3g。水煎服。

小儿伤暑不但病情重，而且发病急，对儿童生长发育会产生不良影响。所以，家长应注意预防。除了教育小儿不要在烈日下长时间玩耍，并适当给予冷饮解暑外，可以选用以下简易方加以防治：绿豆煎汤加糖适量饮服，不拘日、次；鲜藿香、鲜芦根各 10g，鲜荷叶小半张，煎水当茶饮；午时茶 1 块，煎水，分 2 ~ 3 次服，可加糖适量。以上三方可以交替服用。

治疗产妇感冒的注意事项

因产后发热原因很多，有生理性的，有病理性的，故首先要明确诊断。

发汗是治疗感冒的基本方法。但先贤有训，产后亡血伤津，要禁汗、禁下、禁利小便。在治疗产后感冒时应注意以下几点。

（1）外感风寒之产后发热，不可发汗，只宜微辛疏解，药用荆芥、防风等，慎用辛温发表之品，如麻桂之属。

（2）外感风热之产后发热，只宜辛凉清解、透邪外出，不可选用苦寒药物，如栀子、黄芩等，恐其化燥伤阴而克伐脾胃，影响乳汁的化生。

（3）如若血虚明显，头晕心慌，面色萎黄，舌淡脉细，亦可在处方中加入当归、白芍等养血之品。

另应注意，哺乳期间禁用有毒之品，以免影响小儿的生长、发育。

中医治疗老年人感冒如何用药

老年人脏腑功能低下，故在治疗用药时应注意以下几点。

（1）调理脾胃。人至老年，要靠后天脾胃运化、吸收水谷精微来补养先天，培补元气，以祛病延年。故用药时需顾护脾胃，要慎用碍脾伤胃之药，同时应辅以健脾开胃药物。苦寒之品伤脾胃，药如龙胆草、黄芩、黄柏、栀子等。滋腻之味碍脾，药如熟地、阿胶等。健脾开胃药如党参、白术、木香、砂仁、焦三仙等。

（2）注重补益。补益方法可以振奋脏腑功能，改善全身虚弱状况，正胜邪去。具体用药还要据气血阴阳辨证给药，气虚用黄芪、党参，血虚予当归、生地，阴虚用沙参、麦冬，阳虚加附片、桂枝等。

（3）药量宜小。老年人气血不足，脏腑虚弱，若剂量过大，投药过猛，极易伤人，反而增病，甚至产生"虚不受补""越攻越实"的现象。故感冒时，发汗之药一般不超过 9g，而补气温阳之品量稍大亦无防。

🩺 风寒表实感冒的治法

风寒表实感冒治则为辛温解表，宣肺散寒。主要选用方剂如下。

（1）麻黄汤。本方为辛温解表、宣肺散寒的首选方剂。适用于感冒风寒表实证。方中以麻黄发汗解表、宣肺平喘为主药；配桂枝温经散寒，助麻黄发汗祛邪为辅药；佐杏仁利肺下气，助麻黄以平喘；甘草调和诸药为使药。若服用后汗出热不退者，可佐知母一味于方中，兼寓清热之意，自无汗后不解之虞。若兼夹湿邪，头重身困明显者，可加白术健脾燥湿。若痰多壅阻肺气，咳嗽上气，痰气不利，喉中漉漉有声者，可加苏子、赤茯苓、桑白皮降气化痰。若无汗而烦躁甚者，为风寒外束、郁热不宣，宜加重麻黄用量，并增生石膏以清内热，加生姜、大枣以调和营卫。若症见恶寒发热，身痛无汗，咳嗽喘息，痰多而稀，苔滑脉浮者，为素有痰饮、复感风寒，表邪引动内饮，以致内饮外寒，互结不解，可于本方去杏仁，加芍药与桂枝相伍调和营卫，加干姜、细辛、半夏温肺蠲饮，散寒降逆，佐五味子一味酸收之品，意在散中有收，可防肺气耗散太过。

（2）荆防败毒散。方以荆芥、防风辛温解表、疏散风寒为君药；配羌活、独活、川芎、柴胡、前胡、薄荷疏散风邪、通络止痛为臣药；佐枳壳、桔梗宽胸利气，茯苓健脾利湿；以甘草调中为使药。诸药配伍，具有发汗解表、散风祛湿、行气止痛的功效。是治疗感冒风寒重证，兼有湿邪郁滞肌表的常用方剂。

（3）香苏散。本方主治外感风寒表实证兼有气滞，或素有肝气郁结而外感风寒较重者。方以紫苏叶辛温芳香、疏风解表，兼以温中行气为君药；香附疏肝行气为臣药；陈皮理气健脾为佐药；甘草调和药性为使药。全方共奏解表散寒、宽中和胃、行气解郁之功效。

（4）活人葱豉汤。本方适用于风寒表实证初起一二日，头项强痛连及腰背，恶寒无汗而咳喘，脉浮紧者。方以葱白辛温解表、通阳发汗，麻黄发汗解表、宣肺平喘为君药；豆豉解肌退热、散邪除烦，葛根升阳发表、解肌生津为臣药。药虽四味，但功专力宏，故自宋代以后，被许多医家列为治疗感冒之良方。

风寒表实感冒的常用中成药

（1）风寒表实。感冒冲剂：方以辛温之麻黄发汗解表、宣肺定喘，紫苏叶辛温芳香、发汗解表，葛根解肌退热生津，三味共为君药；桂枝解肌祛风、助麻黄发汗，防风、白芷发散风寒，共助君药解表，为臣药；杏仁、桔梗、陈皮宣肺止咳，生姜散寒发表，为佐药；甘草性缓，能防止大汗伤津，为使药。全方配伍，具有发汗解表、祛风散寒之功能。适用于风寒表实感冒，症见恶寒重，发热轻，无汗，头痛，肢体酸痛，鼻塞声重，时流清涕，咳嗽痰白清稀，口不渴，苔薄白而润，脉浮或浮紧者。

（2）川芎茶调丸。方以辛温之川芎祛风散邪，善治少阳、厥阴经头痛，即偏头痛或头顶痛；辛温之羌活祛风散寒，善治太阳经头痛，即后头痛连及项部；辛温之白芷善入头部祛风散寒，专治阳明经头痛，即前额痛，三味共为君药。细辛、薄荷、荆芥、防风疏散上部风邪，共为臣药；甘草调和诸药，并取清茶苦降，制约升散温燥太过之弊，共为佐使药。诸药配伍，共奏祛风散寒止痛的功效。适用于风寒郁闭、经络不和所致的头痛。其临床表现为：恶寒发热，头痛甚，无汗，鼻塞声重，口不渴，苔薄白，脉浮等。

（3）午时茶冲剂。方以防风辛温解表、祛风散邪，苏叶发表散寒、行气宽中，羌活、白芷发散风寒，通痹止痛，共为君药；以苍术、厚朴、藿香、陈皮、枳实辛温行气、健脾和胃，山楂、神曲、麦芽健胃消食，柴胡和解表里，共为臣药；川芎走诸窍并入血分，连翘制约大队温燥药之热性，甘草调和诸药，共为佐药；桔梗、前胡引诸药入肺，以助宣化解表、止咳化痰，红茶入脾胃，和中化滞，共为使药。全方配伍，具有解表散寒、和中化滞之功，系表里兼顾的解表和中剂。适用于外感风寒，内伤饮食患者。应用指征为：发热恶寒，头身疼痛，吐泻腹痛，不思饮食，舌苔白厚，脉浮滑等。

（4）榄葱茶。方以橄榄清肺化痰、利咽解毒，葱头解表散寒、温中，生姜发汗解表、温中和胃，苏叶解表和胃，共奏解表平胃之功。适用于风寒外感所致恶寒发热、头痛、恶心呕吐、胃寒不适等。

风寒表实感冒的饮食疗法

（1）葱豉饮。葱白15根，淡豆豉10g，生姜10g。三味捣烂，开水冲泡，加盖5分钟；或煮沸2分钟。取汁温服，服后加衣被静卧取汗。

（2）生姜粥。生姜6~9g（切细或捣烂），粳米50g，葱白2根。先用粳米煮稀粥，粥成后加入生姜及葱白，再煮片刻，温热顿服取汗。

（3）姜糖饮。生姜15g，葱白3段，加水500ml，煮沸加红糖20g，趁热一次服下，盖被取微汗。

（4）苏叶鸡蛋。苏叶30g，鸡蛋2枚。先煎苏叶数分钟，去渣，再将鸡蛋打破搅匀倒入药汁中，上火煮3~5沸即成。顿服，一日2次。

药后覆被取汗。

以上四法，对风寒表实感冒之轻者，均有发汗解表的治疗作用。

风寒表实感冒的其他疗法

（1）针灸疗法

取穴：一组：风池、列缺、外关；二组：风池、列缺、风门、合谷。

手法：用毫针浅刺，泻法，体虚者亦可用灸法。两组穴位交替使用。

（2）火罐疗法

①推罐。患者俯卧，先在背部涂上液体石蜡或凡士林或植物油，在大椎穴部位置大口径火罐一个，然后按住火罐，慢慢沿督脉向下推移至腰骶部，再向外上方缓慢推移，停于肺俞穴；接着仍按上法另置一火罐于对侧肺俞穴，停留5分钟后取下。

②拔罐。选择胸背部肌肉丰满处，各拔小火罐4～6个。四肢酸痛者，可在四肢肌肉丰满处拔罐。头痛者，可在前额和颞侧处拔罐。采用投火法或闪火法均可。

（3）按摩疗法

取穴：合谷、曲池、风池、风府、肩井、角孙、太阳。

手法：拿、按、抹、扫散法。先用双手拇指按太阳穴，再抹前额，然后扫散法于角孙穴，最后拿合谷、曲池、风府、肩井穴结束。有祛风散寒、发汗解表作用。

（4）塞鼻疗法

取大蒜剥去外皮，削成圆柱形塞入鼻孔中，约20分钟取出。每天上、下午各1次，或用大蒜汁滴鼻亦可。

本法有通窍宣肺作用，可作辅助疗法使用。

（5）雾化疗法

苏叶15g，葱白15g，生姜15g，淡豆豉15g。用瓦罐盛水煎之，离火后趁热令患者面对药罐吸其蒸气，并最好用布盖头，保持10分钟或更长时间，令其汗出为度。

本法发汗作用较强，体弱者切忌受风，且取微汗即可。

（6）刮痧疗法

①用五分硬币或小羹勺，蘸凡士林、植物油或酒水各半均可，从大椎穴由上向下刮，另刮肩、颈、项、印堂、太阳等处，由轻到重，力量适中，刮至局部出现红紫条痕为止。但不能反复刮。

②用食、中指弯曲后蘸上白酒或姜汁，用力反复挟捏印堂、太阳、大椎、风府、曲池等穴，捏至皮肤红紫为度。

⚕ 风寒表疏感冒的治法

风寒表疏感冒的治则为解肌发表，调和营卫。主治方剂选用如下。

（1）桂枝汤。方中以桂枝辛温通阳、解肌发表为君药，白芍酸寒敛阴和营，使桂枝辛散不致伤阴为臣药，两者一散一收，有动有静，调和营卫，使表解里和。生姜辛温助桂枝散在表之风寒，大枣味甘助芍药以和营血，姜枣配合共为佐药；甘草调和诸药为使。诸药合用，发中有补，散中有收，共奏解肌发表、调和营卫之功。运用本方需注意服药方法：服药后，可喝少量热开水或热稀粥，冬季可加盖被褥保温，以助药力，令遍身微微汗出，不可使大汗淋漓。若汗出太多，必伤卫阳。只有微微汗出，风邪才能随微汗而除。热粥可使谷气内充，营卫和谐。这样，已入之邪不能久留，外界风寒亦不得复入。服后汗出病瘥即停服，不必再服。若不出汗，可服二三剂。服药时，禁食生冷、黏腻、酒酪等物。

用桂枝汤，还应因人而异。如小孩、老人，其药量应从轻，否则药过病所，汗出过多，会变生他疾。素体阳盛或内有湿热、伏火者忌用。气候有冬夏更替，用桂枝汤也须有增减之变，冬春量可增重，夏秋量可递减。另外，寒冷地区用量宜重，温热地区用量宜轻。

运用本方宜随症加减。关节酸痛者，加白术、薏米；项背拘急者，加葛根、羌活；兼呕恶者，重用生姜，再加半夏、陈皮、竹茹等。

（2）桂枝加厚朴杏子汤。方用桂枝汤解肌发表、调和营卫，加厚朴理气、降逆，杏仁宣肺、定喘。用于素患咳嗽，新感风寒之邪，外寒引动宿疾而见表疏证者。临床上使用本方，往往酌加前胡、枳壳、半夏等，宽胸利膈、降气化痰，其效更佳。

（3）疏邪实表汤。方用桂枝汤解肌、调和营卫，增防风、羌活疏风散寒，川芎通络，白术和中祛湿，胶饴甘温补虚。全方有补虚疏风散寒的功效。尤宜于冬季服用。若汗出不止，可加黄芪；若喘，加柴胡、杏仁。

🧑 风寒表疏感冒的常用中成药

（1）风寒表虚感冒冲剂。方以辛温之桂枝解肌祛风为君药；酸寒之芍药敛阴和营为臣药。桂芍相合，一治"卫强"，一治"营弱"，营卫调和，风寒自无稽留之机。生姜辛温助桂枝解肌，且又能温胃止呕；大枣味甘益阴和营以助芍药。姜枣相合，协助桂芍调和营卫，为佐使药。葛根有解肌发表、生津舒筋之功，助桂枝散太阳经脉之邪。全方配伍，具有散风解肌、和营退热之效。服药期间，饮食宜清淡，忌生冷、厚味。药后多饮白开水或稀粥，覆被取微汗，使病缓缓而解。

（2）桂枝合剂。为桂枝汤的新型制剂。其方义及用药注意事项均见"桂枝汤"。

🧑 风寒表疏感冒的饮食疗法

（1）紫苏薄荷粥。紫苏 6g，薄荷 4.5g，生姜 6g，粳米 70g。将紫苏、薄荷洗净切碎，与生姜一起入沸粳米粥中再煮片刻，趁热服食。本方有散风寒、调营卫、暖胃气的作用。

（2）面粉红糖粥。小麦面粉适量，水适量，加温至粥熟。生姜 5 片，连须葱白 2 根，均压碎为泥，红糖适量。将生姜、葱白、红糖加入开沸的热粥中，趁热服下，加被取小汗。本方对于脾胃素虚而感受风寒不甚者尤宜。

（3）三白粥。白萝卜 100g，白茅根 60g，连须葱白 20g。均去土洗净，捣如泥，加红糖、面粉、冷水适量，加热煮沸，趁热服下，取小汗。此粥有宣肺解表作用，可作辅助治疗。

（4）辛夷花茶。辛夷花 2g，苏叶 6g。在春季采未开放的辛夷花蕾，将其晒至半干，堆起待内部发热后再晒全干，苏叶切碎，用白开水泡二药代茶饮。每日 1 剂。本药茶有祛风散寒、善通肺窍的作用，于恶寒发热、咳嗽、鼻塞不通者适用。

风寒表疏感冒的其他疗法

（1）针灸疗法

取穴：风池、风门、列缺、曲池。鼻塞加迎香，头痛加太阳，纳呆加足三里。

手法：平补平泻。

另取艾条灸足三里、石门。

（2）拔罐疗法

取穴：大椎、风门、合谷、风池、肺俞、太阳、印堂。

闪火法：将蘸取 75% 酒精的棉花棒点燃后（或用长镊子夹取棉球亦可），把火焰送入罐底绕一周后取出，迅速将罐扣在穴位上。

架火法：取一不燃烧的瓶盖，放在选定穴位上，再在瓶盖上放上点燃的酒精棉球，迅速将罐扣上。此法较安全，吸着力强，但起罐时患者常有痛感。

附着法：将干棉花或纸片固定在罐底，点燃后，迅速将罐扣在选定的穴位上。

持立法：取棉花或纱布，制成 3 ~ 6cm 高、底大上小的塔座，底部蘸凡士林油，粘贴在选定穴位上，尖端蘸些酒精，点燃后，迅速将罐扣上。

以上四种方法任选一种，留置 4～6 分钟。起罐时一手压住罐边的皮肤，一手按罐并向另一侧倾斜，待空气进入罐内，便自行脱落。

（3）按摩疗法

①患者坐位，术者站其后，先推拿曲池、风府、天柱等穴。时间约 5 分钟。

②患者坐位，术者站其前，用推法推印堂，向上沿前额发际至头维、太阳二穴。如此 3～4 遍。配合按印堂、鱼腰、太阳、合谷、百会等穴。再用抹法从印堂向上循发际至太阳穴，如此 3～4 遍。

③重复第①法，配合按肺俞。

以上三种方法按顺序进行，有疏通经络、调和营卫的作用。

另外，还可令患者用两手交替揉按风池、风门、肺俞等穴各 200 次，对轻度感冒疗效较好。

（4）鸡蛋熨身法

枫球、艾叶各 10g，鸡蛋 1 枚。

上三味同煮 10 分钟，然后取出鸡蛋去壳，趁热推熨全身。本法有散风祛寒退热功效。于小儿尤宜。

（5）贴敷疗法

①实表膏：羌活、防风、川芎、白芷、白术、黄芪、桂枝、白芍、甘草、柴胡、黄芩、半夏各 15g，麻油熬，黄丹收。贴心口。

本方具有调和营卫、祛邪实表之作用，因此用于外感风邪、表疏自汗者有效。

②葱豉泥：香豉 3g，葱白头 3 根。将香豉研末，葱白头捣烂如泥，二味混合，加少量滚开水调和。敷贴于劳宫穴。有疏散风寒的作用。

（6）搐鼻疗法

生半夏 3g，冰片 1g，雄黄 1g，共研极细面，储瓷瓶中。每次用少许放鼻孔中，稍停即打喷嚏。

主治感冒风寒、头痛鼻塞等症。

风寒表湿感冒的治法

风寒表湿感冒的治则为疏风解表，散寒祛湿。其主治方剂选用如下。

（1）羌活胜湿汤。方中羌活、独活疏风散寒、祛湿止痛为君药；防风、藁本解表散寒、祛风胜湿为臣药；川芎、蔓荆子活血祛风止痛为佐药；甘草调和诸药为使药。本方发汗祛湿，疏风散寒，用于感冒之风寒表湿证甚为合拍。

（2）神术散。本方解表祛湿，发散风寒。方中苍术、羌活、细辛辛温解表、散寒祛湿为君药；藁本、白芷、川芎散风寒止疼痛为臣药；佐以生姜、葱白以助辛温解表；使以炙甘草调和诸药。

（3）麻黄加术汤。本方辛温解表，祛湿散寒，适用于外感风寒湿邪而湿气偏重者。临床以恶寒重发热轻、无汗、一身尽痛为主症。方用麻黄汤辛温解表，发肌表之汗以疏散在表之风寒；但恐大汗伤津耗气，寒去而湿留，故加白术补脾以资汗源，且能驱除湿邪，以祛表湿之身体烦疼等症。

🧑‍⚕️ 风寒表湿感冒的常用中成药

（1）九味羌活丸。方中羌活发散风寒，祛湿止痛，为君药；防风、苍术、白芷、细辛、川芎辛温解表，疏风散寒祛湿，为臣药；佐以黄芩、生地清泄里热，并防大队辛散温燥药物伤津；以甘草为使调和诸药。全方发汗祛湿，兼清里热。临证运用时，有无里热皆可选用。若有里热者，则用温开水送服之；若无里热者，则重用生姜、葱白煎汤送服之，以增强辛温发散作用。

（2）苍术煎汤送服川芎茶调丸。川芎茶调丸是治疗外感风寒、经络不和所致头痛的主要成药。用苍术煎汤送服，增强解表祛湿作用。适用于风寒表湿证以头痛、恶寒、无汗为主症者。

（3）藿香正气水。感冒风寒表湿证兼有湿滞在里，除见风寒表湿症状外，尚有胸腹胀闷、恶心呕吐、纳呆，或肠鸣泄泻等里湿证表现，本品有解表祛湿、理气和中之效。方中以藿香辛散风寒，芳香化湿，悦脾和中，为君药；以半夏和胃止呕、燥湿化痰；厚朴行气利水、宽胸消满，为臣药；佐以苏叶、白芷、橘皮、茯苓、白术、大腹皮、桔梗，既能解散风寒，芳香化湿，又能健脾运湿，行气利水，共同协助君臣药发挥作用；以甘草调和诸药，姜枣调和脾胃，为使。诸药合用，祛暑解表，化湿悦脾，调达气机，开胃进食，且有扶正解表功效。

（4）五积散酒。五积散为治疗外感风寒湿邪、内伤生冷的常用方剂。方中麻黄、白芷解表散寒；苍术、厚朴、陈皮、甘草温燥寒湿，行气宽中；茯苓、半夏健脾化痰，调和脾胃；当归、川芎活血养血；白芍与甘草合用，有缓急止痛之功；桔梗上浮，枳壳下气，升降有序，有利于散湿利膈；干姜温中祛寒；桂枝（原方为肉桂）祛风温经通络。诸药配合，可消"寒、食、气、血、痰"五积。制成酒剂，加强了活血温经蠲寒的功效。本方适用范围较广，风寒表湿证即在其列。特别是对于本证所呈现的一身尽痛、恶寒较重等，本方独具速散风寒湿的作用。

🧑 风寒表湿感冒的饮食疗法

（1）苍术姜糖茶。苍术6g，苏叶6g，生姜6g，茶叶6g，冰糖25g。

苍术、苏叶、生姜、茶叶同煎，两次取汁500ml，去渣。将冰糖纳入50ml水中，加温溶化，将溶化后的糖汁兑入药液。分三次温服。苍术、苏叶、生姜辛温解表，祛湿散寒，茶叶微寒，使全方温而不燥，且悦神爽志；冰糖益脾胃，以资汗源。

本方用于感冒之风寒表湿证，有祛风散寒、运湿和中之效。

（2）苍术粥。苍术10g，葱白10g，白糖20g，大米50g。先煎苍术、葱白，两次取汁200ml，去渣。大米煮粥，待米粥将熟时，再加入药汁和白糖，煮成稀粥食用。

本方祛风除湿，散寒止痛，益胃助汗。对于感冒之风寒表湿证，可作辅助治疗之用。

（3）苍术糯米粥。苍术10g，生姜10g，葱白10g，白糖20g，米醋10ml，糯米50g。

先煎苍术、生姜，两次取汁200ml，去渣。糯米煮粥，待糯米粥将熟时，再加入葱白和药汁，粥熟后，加入米醋和白糖，稍煮，即可食用。方中糯米益胃，米醋解毒。

本方可作为风寒表湿证的辅助治疗，尤其对年老体弱或脾胃素虚的患者，更为适宜。

（4）白术苡仁粥。白术 15g，薏苡仁 50g，生姜 15g，葱白 15g，大米 15g。

先煎白术、生姜、葱白，两次取汁 200ml，去渣。薏苡仁、大米同煮稠粥，至苡仁开裂酥烂时加入药汁，再煮片刻即可食用，可略加食盐调味。宜空腹食之。方中苡仁、白术健脾除湿，大米益胃，生姜、葱白辛温发散，合用则疏风散寒，健脾祛湿。

本方适用于风寒表湿证之湿邪偏重者，症状以一身尽痛难以转侧为主。尤其是素体脾虚患者，最为适宜。

风寒表湿感冒的其他疗法

（1）针灸疗法

取穴：大椎、合谷、风池、列缺。

手法：均用泻法，大椎针后加灸。

大椎、风池解表通阳，针后加灸，以散寒祛湿；合谷疏风退热；列缺宣肺；四穴疏风宣肺，散寒祛湿。若头痛甚者，配太阳；身酸楚甚者，随不同部位选用肩髎、曲池、阳溪、环跳、膝眼、昆仑等；

鼻塞多涕者，配迎香。

（2）按摩疗法

①他人按摩。患者取坐位，术者站其后，用拇指及手掌在颈、肩、背作推摩法数次，然后再作揉拿法数次。重点按摩风池、风府、大椎、风门、肩井。

用双拇指推印堂，推眉弓，揉太阳穴数次，捏曲池、合谷穴数次。若头痛，加揉百会；鼻塞流涕，加点迎香、鼻通、印堂；身酸胀痛，加揉拿腰背及四肢。

②自我按摩。用食指、中指搓鼻翼两侧3分钟，发热为度。

用小鱼际（小指掌侧）搓风池穴3分钟，发热为度。

用两手掌根相对揉太阳穴30次。

按压太阳、迎香、曲池、合谷各1分钟。

通过对上述穴位的按摩，使气血流畅，经络疏通，起到解表散寒祛湿的作用。

（3）刮痧疗法

部位：脊背、颈项。

方法：先让患者坐正，头向前俯。术者右手持瓷调羹（或瓷酒杯等，煮沸消毒后使用），冷开水蘸湿（植物油亦可），在颈项正中哑门、风府穴，自上而下刮抹，待显出长条形紫黑色痧点为止。再令患者头背前俯，在脊柱正中自上而下刮抹（年老体弱者，可改刮脊柱左右两侧），至显出长条紫黑色痧点为止。再让患者俯卧，在肩胛下左右两侧第七、八、九肋间隙处，各刮出长条紫黑色痧点为止。最后用清洁毛巾擦干水渍。（注意：手法轻重以患者能适应为度；保持被刮部位皮肤的湿润，以防皮肤破损；寒冷季节保暖。）

刮法外治，能使营卫通畅，宣泄表邪，实属有效而简便的一种辅助疗法。

（4）醋蛋滚抹法

苏叶 20g，苍术 20g，生姜 20g，葱白 20g，米醋 30ml，鸡蛋 2 个。

除米醋外，蛋、药内加水 1000ml，在砂锅内煎煮，沸后再加米醋，至蛋熟透为度。待蛋稍冷后，剥去蛋壳（保持蛋的完好），术者持蛋在患者前额、太阳穴来回滚动 3 分钟，然后在后颈部、背部、脊椎及其两侧，来回滚动 3 ~ 5 分钟，最后在前胸来回滚动 2 分钟。一日 2 次。身酸痛甚者，加滚四肢，特别是两肘窝、两腘窝。注意：要保持鸡蛋有足够的温度，两个蛋可轮流使用，不用的蛋放回药液内保温；不要烫伤皮肤；来回滚动手法适中，以不使蛋破裂为宜。

醋蛋滚抹法是治疗外感风寒表湿证较好的辅助方法。通过苏叶、苍术、生姜、葱白等辛温散寒及疏风祛湿的中药煮后的有热度的鸡蛋，在体表相关部位反复滚抹，能发汗解表，散寒祛湿，所以对治疗风寒表湿证是一种较好的外治法。

表寒肺热感冒的治法

表寒肺热感冒的论治法则为解表散寒，清宣肺热。本证的主治方剂选用如下。

（1）麻黄杏仁甘草石膏汤。本方由麻黄汤去桂枝加石膏组成。方中麻黄辛温宣肺平喘，生石膏辛寒清泄肺热，二药相配，辛温与辛寒相制为用，宣散不温燥，清热不凉滞。配以杏仁宣肺降气，助麻黄止咳平喘；甘草保护胃气，调和诸药。四药合用，共奏宣肺、泄热、平喘之功。应用本方的指征为：寒轻热重，咳喘气粗，口渴明显。

（2）大青龙汤。本方即麻黄汤重用麻黄，加生石膏、生姜、大枣组成。此为太阳表寒里热证的主方。方中麻黄汤加生姜辛温发汗，以散表寒；生石膏辛寒，以清肺热而除烦躁；大枣和中，以资汗源。临证以恶寒发热、身体疼痛、汗不得出而烦躁为应用指征。本证病机为表寒重于肺热，故无汗，与麻杏石甘汤的肺热重于表寒而见汗出不同。

（3）定喘汤。本方是治疗肺蕴痰热、外受风寒的常用方剂。方中麻黄宣肺降气、解表定喘，杏仁降逆平喘；黄芩、桑白皮清肺化痰。此两组药物为治疗表寒肺热的主要药物。苏子、半夏、款冬花降气平喘，止咳化痰，增强麻杏之宣降作用；白果敛肺化痰平喘，并防麻黄过于发散；甘草调和诸药，兼以化痰。本方宣、降、清三法合用，共奏宣降肺气、清热化痰、止咳平喘之功。适用于外有恶寒发热等表证，内有咳痰气喘等里证者。尤以素有痰热、屡受风寒者为宜。

👤 表寒肺热感冒的常用中成药

（1）止嗽定喘丸。即麻黄杏仁甘草石膏汤的新型制剂。

（2）儿童清肺丸。本方是治疗小儿外感时邪、内夹痰热壅肺的新型丸剂。方中用麻黄、苏叶、细辛、薄荷发散风寒，宣通肺气；前胡、橘红、浙贝、瓜蒌皮、法夏、杷叶、杏仁、白前止咳祛痰；苏子、桑白皮、葶苈子泻肺平喘；生石膏、黄芩、花粉、板蓝根清肺保津；甘草调和诸药。全方共奏外散风寒、内清痰热之功。临床应用本方的指征为：发热恶寒，咳嗽痰多，舌苔白腻，脉浮数等。

（3）风寒表虚感冒冲剂合泻白丸。风寒表虚感冒冲剂用于感受风寒不甚，症见发热恶风（寒），汗出，脉浮，苔白等。泻白丸是泻肺清热剂，方中地骨皮甘淡而寒，清泻肺中伏火；桑白皮甘寒略苦，清泄之中保护肺阴；粳米、甘草和中清肺，并能缓急。四药合用，泻肺清热，止咳化痰，多用于因肺热而致的咳嗽气喘、痰黄而稠、脉数、舌红等症。用风寒表虚感冒冲剂送服泻白丸，可收外散风寒、内清肺热之效。

（4）麻黄止嗽丸合秋梨膏。麻黄止嗽丸是解表宣肺、止咳化痰的方剂，可用于外感风寒所致的咳嗽、哮喘、恶寒、头痛等症。秋梨膏具有清肺化痰、养阴生津之功。两药合用，共奏散外寒清肺热之功效。临证可据表寒肺热之轻重，酌情选择用量。

（5）小儿肺热咳喘冲剂。本冲剂由麻杏石甘汤加入大队清热药组成。方用麻黄、杏仁、甘草、生石膏泄热平喘；知母、麦冬滋阴清热润肺；金银花、连翘、板蓝根、黄芩、鱼腥草清热解毒。全方具有清热解毒宣肺、止咳祛痰平喘的作用。适用于表寒轻肺热重的证候，症如发热汗出，口渴欲饮，呼吸气促，喘憋鼻煽，烦躁不安，便干尿黄，舌红脉数等。

（6）小儿麻甘冲剂。本冲剂亦是由麻杏甘石汤加味而成。方内除麻杏甘石四味外，尚有黄芩清肺热，桑白皮泄肺平喘，紫苏子降气祛痰，地骨皮清热敛汗。诸味合用，共奏解表、清热、止咳、平喘的功效。凡小儿素蕴肺热、外受风寒，以发热汗出、咳喘烦躁为主症者，可用本方加冰糖冲服。

表寒肺热感冒的饮食疗法

（1）菜头绿豆饮。白菜头 1 个，绿豆芽 30g。白菜头切片，与绿豆芽同煎，取液饮用。

白菜头甘平微寒，有清热肃肺化痰之效；绿豆芽甘凉，清热之力较强。两物配合，力专清肺，凡表寒肺热证以肺热痰盛为主要症状者，可用本品辅助治疗。

（2）青龙白虎饮。白萝卜 30g，青橄榄 2 枚。白萝卜切片，与青橄榄煎汤代茶饮之。

白萝卜辛甘微寒，有化痰止咳定喘的作用；青橄榄甘酸涩，善于清肺解毒化痰。两物合用，可治疗痰热咳嗽。

（3）脆白凉菜。海蜇皮或头 60g，白菜心 60g，生姜、葱、蒜适量。将海蜇皮（或头）洗净切丝，白菜心切丝，生姜、葱、蒜共为细末，五味食品调和一起，酌加精盐、味精、醋、香油调味，拌匀生食。

海蜇皮善清肺热，与其他数味调味食用，有清肺化痰、辛散解表的功效。适用于表寒肺热之咳嗽痰涎壅盛者。

（4）苏叶鱼腥草。鸡蛋苏叶 10g，鱼腥草 30g。浓煎取汁，把鸡蛋打开搅匀，用滚沸的药汁冲鸡蛋，顿服，每日 1 次。

苏叶解表散寒，鱼腥草清肺解毒，鸡蛋养阴补肺。三味合用，外散表寒，内清肺热，并有润肺功效。

表寒肺热感冒的其他疗法

（1）针灸疗法

一组取穴：少商、尺泽、合谷、列缺。

手法：均用泻法，少商点刺放血。本组穴位重在清泻肺热。

二组取穴：金门、大椎、合谷、外关。

手法：均用泻法。本组穴位用于表寒不解，汗不得出，内热郁闭而生烦躁者。

三组取穴：后溪、申脉、合谷、复溜。

手法：平补平泻，轻刺久留。用于风寒内传化热，热多寒少之证。

四组灸法：取风门、列缺、外关、肺俞、合谷、曲池、大椎。用艾条悬灸，每穴 3 ~ 5 分钟。有散寒清热之效。

（2）耳针疗法

取双侧气管、内鼻、咽喉、肺。强刺激，留针 30 分钟。

（3）按摩疗法

方一取穴及部位：大椎、风府、风池、天柱、大杼、风门、肺俞及背部两侧膀胱经。

手法：患者俯卧。先用掌擦法直擦背部两侧膀胱经，以透热为度。然后按揉风池、天柱、风府、大椎、大杼、风门、肺俞等穴，每穴约1分钟。再用三指拿两侧风池及项背两侧膀胱经，自上而下，作4～5遍，使毛发竖起，以发散解表。

方二取穴中府、曲池、尺泽、鱼际、合谷。

手法：患者坐位。先用鱼际擦法直擦上肢内外两侧，再用三指拿法拿尺泽、曲池、合谷，再按揉中府、曲池、尺泽、鱼际、合谷，最后搓抖上肢。以清肺热。

（4）拔罐疗法

推罐疗法：在双侧肺俞穴及其周围薄涂一层凡士林或植物油，并在罐口亦涂少许。将酒精棉球点燃放入罐中，乘热迅速扣在肺俞穴处。待罐吸紧后，将罐体上下左右推动，约6～8次，局部出现青紫色即可。

水罐疗法：将玻璃火罐内装进半罐温水，用脱脂棉一小块扯成棉花绒，放在近瓶口处，用火柴燃着，迅速翻手将罐扣在肺俞穴部位（双侧），立即吸住。操作务求迅速、利落。稍有迟疑，就难以吸住，或吸力不大，容易漏水。起罐时，使患者改变体位，罐口朝上，轻按罐口皮肤，空气透入，吸力消失，罐子随手而落，滴水不洒。

新罐疗法：先用酒精棉球消毒双侧肺俞穴部位，用梅花针点刺皮肤，以皮肤潮红略见血样渗出物为宜。点刺范围要小于罐口，然后拔罐。

（5）贴敷疗法

咳嗽膏：瓜蒌大者1枚，贝母50g，青黛15g，蜂蜜120g。先将贝母、青黛混合碾为细末，再将瓜蒌（连籽、皮）捣融（如系干品可碾为细末），放蜂蜜入锅内加热，炼去浮沫，入以上三味药，调和如膏。

取药膏分别摊贴于肺俞、大杼、后溪等穴，盖以纱布，胶布固定，一日一换或二日一换。

本膏还可内服，每次6g，配合使用，取效更速。于肺热咳喘证尤宜。

风热感冒的治法

风热感冒的治则为辛凉解表、祛风清热。其常用方剂如下。

（1）银翘散。方中用银花、连翘清热解毒，又配伍淡竹叶加强清热之力。薄荷、豆豉、荆芥辛凉解表、轻散风热之邪。其中荆芥虽属辛温之品，但温而不燥，与辛凉解表药配伍运用，其解表退热的功效更著。桔梗、甘草、牛蒡子合用，能宣肺解表，清利咽喉，祛痰止咳。芦根能清热生津。全方共奏辛凉透表、清热解毒、宣肺止咳之功。本方为辛凉解表的常用方剂，虽然偏重于清热解毒，但总属清疏兼顾。适用于外感风热而发热重者。如津伤口渴欲饮者可加天花粉生津止渴；痰黄黏稠不易咯出者可加瓜蒌皮、知母、黄芩、鱼腥草清热化痰；痰多还可加象贝母、前胡、杏仁化痰止咳；若风热壅阻于上，咽痛项肿者，可加马勃、玄参解毒利咽；热盛衄血者，宜去荆芥、豆豉，加白茅根、侧柏叶、栀子炭清热凉血。

（2）桑菊饮。方用桑叶、菊花甘凉轻清，既能疏散肌表风热之邪，又能清肺中之热，故为主药。薄荷辛凉解表，杏仁肃降肺气，桔梗辛开肺气，三药助桑菊解表宣肺，共为辅药。连翘辛寒质轻，能清热透表；芦根甘寒，清热止渴，共为佐药。甘草调和诸药，为使药。全方共奏疏散风热、宣肺止咳之功，若气粗似喘，加生石膏、知母；渴甚，加天花粉；咳嗽痰稠黄，加瓜蒌皮、象贝母；咽痛者，加马勃、牛蒡子。

（3）清解汤。方用薄荷叶辛凉解表，发汗透窍；蝉蜕微凉微淡，发汗祛邪，以皮运皮；生石膏辛寒，透热解表；甘草和中，并防过寒伤胃。药虽四味，但解表清热之力甚佳。若咳嗽不爽者加牛蒡子；口渴甚者加玄参；咽红干痛者加山豆根。

（4）茅苇汤。方中茅根、苇根清热生津并轻宣风热；葱白通阳解表；白芍、大枣酸甘化阴；竹叶清热除烦；杏仁、桔梗宣降肺气。诸药共奏散风清热兼顾阴液之功。若头痛甚者加菊花、牛蒡子；咳嗽重者加枇杷叶、象贝母；咽干甚加麦冬；咽痛加射干、马勃。

风热感冒的常用中成药

（1）桑菊银翘散。本方系桑菊饮、银翘散合方加味而成。方中银花、连翘、绿豆清热解表，配以淡竹叶、滑石清润，以增强清热作用；选薄荷、荆芥、蝉蜕、淡豆豉辛凉解表，轻宣风热；桑叶、菊花轻清宣透，加强解表功效；再以桔梗、牛蒡子、杏仁宣肺止咳；配川贝、僵蚕化痰祛风；芦根清热生津，组成清热疏风、宣肺止咳、利咽化痰之剂，对外感风热兼有热痰蓄肺者最为适宜。

（2）银翘解毒丸。本方为银翘散之变通制剂，适用于发热重、恶寒轻、头痛身楚、口渴、无汗或微汗、鼻塞咳嗽、咽喉疼痛之风热感冒。

（3）风热感冒冲剂。方以银花、连翘、板蓝根为君，辛凉透表、清热解毒；桑叶、菊花、荆芥穗、薄荷为臣，辛开逐邪、助君药解表退热；牛蒡子、杏仁、桔梗利咽祛痰；芦根清热生津，共为佐使药。全方以疏风清热为主，并有宣肺利咽之效，对风热感冒尤为适宜。

（4）感冒退热冲剂。本方以清热解毒见长。方中用大青叶、板蓝根为主药，清热解毒，用量独大；以连翘、拳参为辅药，增强清热解毒作用。对风热感冒以咽喉肿痛突出者疗效尤佳。

（5）热毒清片。本方清热解毒作用较强，方用重楼清热解毒为君；板蓝根、蒲公英清热解毒为臣；冰片善能走散，可以透热于表为佐；甘草调和药性，并可解毒为使。共奏清热解毒、消肿散毒之功。

（6）桑菊感冒片。为桑菊饮的新型制剂，运用本药的基本指征是：发热微恶风寒，口微渴，咳嗽，汗出，鼻塞，咽痛，苔薄黄，脉浮数等。

风热感冒的饮食疗法

（1）桑叶薄荷饮。桑叶5g，菊花5g，薄荷3g，苦竹叶30g。

将上药用清水洗净，放入茶壶内，用开水泡十分钟即可，随时饮用。

本品对风热感冒既有辛凉解表作用，又可作为预防茶剂饮用。

（2）银花薄荷饮。银花30g，薄荷10g，鲜芦根60g。

先将银花、芦根加水500ml，煮15分钟，后下薄荷煮沸3分钟，滤出加适量白糖，温服，每日服3～4次。

本饮剂解热作用较强，适用于风热感冒发热咽干口渴突出者。

（3）粉葛豆豉粥。粉葛根10g，淡豆豉10g，葱白3茎（洗净），麦冬10g，粳米50g。

将粉葛根、淡豆豉、麦冬放入砂锅中，加水 500ml，置火上煮沸约 5 ～ 10 分钟，滤去渣，于药汁中放入粳米，同煮为稀粥。将葱白切成短节，于药粥将成时放入，搅拌即成，温服。

本粥中葛根、豆豉、葱白解表祛邪，麦冬、粳米养阴和胃，有祛风和缓、解热不猛、养阴不腻的特点，是风热感冒的饮食佳品。

（4）桑叶枇杷粥。桑叶 18g，枇杷叶 10g，甘蔗 100g，生茅根 30g，薄荷 6g，粳米 60g。

将上述药物洗净切碎，加水适量，煎煮取汁，入粳米煮至米花粥稠，趁热服。每日 1 剂，连服 3 日。

桑叶、茅根、薄荷清热生津，枇杷叶肃肺止咳，甘蔗、粳米生津益胃，适用于肺胃蕴热、外受风热的感冒患者。

（5）发汗豉粥。淡豆豉 20g，荆芥 6g，防风 6g，山栀 3g，生石膏 60g，生姜 3 片，葱白 2 茎，粳米 100g。

先将上述各药入砂锅煎沸后煮约 5 ～ 10 分钟，滤汁去渣，再放入粳米，同煮为稀粥。

本方以辛凉解热为主要疗效，适用于风热较重、高热不退、头痛无汗、咽干口渴、脉浮数有力的患者，疗效显著。

风热感冒的其他疗法

（1）针刺疗法

①风池大椎合谷。

先针风池，针感应向后头颞部散射，后针其他各穴，强刺激，留针 20 分钟，每日 1 次。鼻塞重加迎香、上星；头痛加太阳、印堂；咽痛加刺少商放血；咳嗽加风门、肺俞。

②少商中商老商。

均用三棱针微刺出血。咽痛加天突、合谷；头痛加太阳；咳嗽加身柱；鼻塞加迎香。均用毫针中等刺激，徐徐提插，短促行针。

③少商太阳肺俞大椎手太阴肺经。

取消毒三棱针，在少商、太阳穴局部消毒后，点刺出血。在肺俞、大椎穴处，以投火法拔罐 15 分钟。用梅花针对手太阴肺经循行沿线叩刺出血。

④大椎然谷。

局部皮肤消毒后，以消毒大头针在大椎穴处挑刺出血，然后火罐拔引。再以消毒三棱针在然谷穴点刺出血。

（2）指针疗法

取穴：太阳、攒竹、风池、风府、肺俞。

手法：平补平泻，即用拇指尖点动 5 次，揉动 5 次，再点动 5 次，再揉动 5 次。各穴均用此法。

（3）梅花针疗法

取穴：风池、大椎、合谷、曲池，以及胸背部、后颈部。头痛加太阳；鼻塞加迎香；咳嗽加太渊、颌下。

手法：用梅花针中度或较重刺激，一日治疗 2 ～ 3 次。

（4）按摩疗法

①推按正顶法。患者取坐位或俯卧位，医者站其对面，双手拇指置于患者两眉中间之印堂穴处，用拇指腹面沿头正中线向上直推至百会穴，复用按法点按，然后继续向后头推动直至枕骨上之风府穴，并用按法点按风府。如此反复操作 3 ～ 5 次。

②推偏顶法。患者坐位或卧位，医者先用一只手固定患者头部，另一只手从眉外端之太阳穴，经耳轮上方、耳后推移至风池穴，改用揉法点按风池穴，待局部产生麻胀后，用手指轻轻揉动按压点。如此反复操作 2 ～ 3 次。

③推揉脊背法。患者俯卧，双上肢弯曲抱于胸前，自然呼吸，医者站于患者头前侧，双拇指分别置于患者颈椎两侧，治脊椎两旁的足太阳经脉，从颈椎至臀部，自上而下作直线推动，同时辅以顺时针方向的揉动。如此反复操作 2 ～ 3 次。

④点按肩胛法。患者侧卧或站立，医者坐或站其后面，双手拇指置于患者肩胛骨缝隙外，其余四指分别握定肩上部和肩胛骨下缘，两拇指自大椎穴，沿肩胛缝向下点按，至肩胛骨下缘为止，点按时嘱患者轻轻咳嗽。此法反复操作 2 ~ 3 次后，改用手掌于点按过的部位进行推动，自上而下反复 3 ~ 5 次。

（5）自我按摩疗法

①揉印堂。以拇指腹面放于印堂，揉按 20 ~ 30 次。

②揉太阳。以两手拇指或中、食指各按同侧太阳穴，各向内揉按 10 ~ 20 次。

③揉按迎香。两手中指或食指腹面各按同侧迎香穴，同时向内揉按 20 ~ 30 次，然后向上推抹 20 ~ 30 次。

④按揉风池。两手拇指分别按于同侧风池穴，由轻而重地向外揉按 20 ~ 30 次。

⑤拿按合谷。一手拇指按于另一手的合谷穴，其食指按掌面相应部位，由轻渐重对拿 20 ~ 30 次（孕妇禁用）。

⑥点按大椎。用中指点按大椎穴 20 ~ 30 次。

⑦拿按曲池。一手拇指按在另一侧的曲池穴上，其余四指附于肘下，由轻渐重按拿 30 ~ 40 次。

以上穴位，可根据病情轻重选择应用，每日施行 2 ~ 3 次。

（6）贴敷疗法

①银翘膏。金银花 12g，连翘 12g，荆芥穗 12g，淡豆豉 9g，薄荷 9g，桔梗 9g，牛蒡子 6g，淡竹叶 6g，甘草 12g。以麻油 150ml，熬药去渣，加入黄丹 150g，收膏。

取膏贴于锁骨切迹上方和咽喉区（即会厌上方两侧）。本膏有辛凉解表散热作用。

②白矾麦粉。膏白矾、小麦面粉适量。

白矾研为细末，与面粉共和，用醋或开水调成膏状。取膏贴于两侧涌泉穴，覆以纱布、胶布固定。一日一换。白矾性寒有清热作用，敷于涌泉穴，取釜底抽薪之意。

③绿豆蛋清饼。绿豆粉 100g，炒热；鸡蛋清 1 枚。二味调和作饼，敷胸部。3～4 岁小儿敷半小时取下，不满周岁小儿 15 分钟取下。

（7）熏洗疗法

①熏吸法。黄柏 125g，防风 15g。

置黄柏、防风于砂锅内，加水 1500ml，煎成 1000ml，用药液蒸气熏颈部两侧及天突穴、风池穴。每次 20 分钟。同时吸入蒸气 10 分钟，每日 1 次。

②擦洗法。大葱白 125g，薄荷叶 6g，黄酒 125g。

将大葱放碗内，加入温开水半茶杯捣汁，再将黄酒炖开，冲薄荷叶，1～2分钟后，倒出黄酒（薄荷叶不用），连同葱汁和匀。取毛巾蘸汁，擦两太阳穴、两肘弯、两手心、两腋窝、两足心、尾闾骨旁及前后胸肋骨间。擦时要用力均匀，轻重适度。

③洗沐法。冬桑叶 30g，黄菊花 15g，黑山栀 10g，独活 4.5g，天麻 4.5g，薄荷汤为丸，热水 1000ml 化开洗头。

暑湿感冒的治法

暑湿感冒宜治以清暑化湿，解表达邪。主治方剂如下。

（1）新加香薷饮。本方为治疗夏日感冒暑湿证之主方。方用辛而微温芳香之香薷为君药，发汗解表，祛暑化湿。李时珍曰："香薷乃夏月发汗之药，犹冬月之麻黄。"厚朴苦辛而温，助香薷化湿和中，扁豆花甘淡解暑化湿，两者共为臣药；金银花、连翘辛凉达肺经之表，以消暑气，共为佐使药。全方具祛暑解表、化湿和中之能。

（2）六一散。本方为治疗暑病的常用方剂。方中滑石味淡性寒，淡能渗湿，寒能清热，且质重而滑，通利小便，能荡涤暑湿之邪气从小便而泄；甘草生用凉而泻火，又具和中之性，利于健脾化湿。两药合用，具有解暑、利湿、和中的功效。

（3）白虎加苍术汤。本方是治疗湿热病证的名方。方中白虎汤的石膏、知母、粳米、甘草，是清热的主要药物，其中石膏、知母辛寒与苦寒配伍，为清热卓效的常用之品。苍术苦温辛燥，有除湿解表之功。全方清热功效大于祛湿，对于暑湿证热重于湿者尤为适宜。

暑湿感冒的常用中成药

（1）祛暑丸。本方系由香薷散与二陈汤加减衍化而成，功能解表祛暑，燥湿健脾。主治暑湿夹寒，湿重于热的证候。方中用香薷、藿香、苏叶、荷叶解表祛暑为君药；苍术、厚朴、陈皮、木瓜、白扁豆、茯苓化湿醒脾为臣药；檀香芳香辟秽解暑为佐药；甘草调和药力并能益气为使药。全方配伍共奏解表祛暑、芳香和胃、燥湿健脾之功。

（2）暑湿感冒冲剂。本方适宜于感受暑湿兼夹风寒的感冒病证。方中藿香、佩兰芳香化浊、清暑祛湿为君药；苏叶、白芷、防风发散寒湿而不伤卫气为臣药；半夏、陈皮、草果燥湿和胃、降逆止呕，茯苓、大腹皮化湿理脾，共为佐使药。全方配伍体现芳香化湿与醒脾燥湿并用的特点，具有清暑化湿、辛散风寒、健脾理气的作用。

（3）金衣祛暑丸。本方常用于夏月外感风寒、内伤湿滞者。方取藿香、香薷、紫苏叶为君药，发散风寒，芳香化湿；取木瓜、茯苓为臣药，以除内伤湿滞；取丁香、檀香为佐药，温中行气醒脾；甘草为使药，以调和诸味。全方共奏祛暑化湿、解表散寒的功效。

（4）藿香正气丸（水）。藿香正气丸是藿香正气散的新型制剂。本方乃是祛暑化湿的常用方药，尤其对夏月湿阻较重的暑湿证，治疗功效尤为突出。对于非暑天感冒而见脾胃湿阻证者，亦有较佳治疗作用。

（5）清暑益气丸。为清暑益气汤的蜜丸制剂。方中以益气固表的黄芪为君药；辅人参、白术益气健脾，资助黄芪补脾祛湿为臣；佐以当归养血，麦冬、五味子生津，葛根升阳鼓舞胃气，泽泻利湿，黄柏清热燥湿，青皮、陈皮、苍术、神曲燥湿健脾化滞；使以甘草和中。全方诸药相伍，有益气清暑、健脾祛湿的功效。对于气虚体弱感受暑湿的感冒，投用本方，既清补又燥湿，效如桴鼓。

（6）小儿暑感宁糖浆。本方为黄连香薷饮加味而制成的糖浆。方用香薷、佩兰、扁豆花芳香化湿，厚朴化湿和中；黄连、黄芩、芦根、青蒿清热；杏仁宣肺，薄荷透表，芥穗清头目；滑石、甘草（即六一散）利湿，使湿浊从下走泄。诸药配伍，清暑祛湿作用较强。用于小儿夏季感受暑湿者为宜。

暑湿感冒的饮食疗法

（1）清暑祛湿茶。鲜扁豆花、鲜荷叶、鲜玫瑰花各 20g。

先将荷叶切成细丝，与扁豆花、玫瑰花置入容器内，加水 500ml，煎成浓汁，加适量冰糖，代茶饮用。

（2）荷叶菊花苡米汤。鲜荷叶一张（或干荷叶 12g），菊花 12g，苡米 30g，加水煮汤，去渣服食。

此汤清暑利湿作用俱佳，用于暑湿伤及上中二焦者为宜。

（3）藿香叶粥。鲜藿香叶 20g，煎汤加白糖，每天服 3 ~ 4 次。或先用粳米 100g 煮粥，加藿香汁煮沸，即成藿香粥，适量服用。

藿香为治疗暑湿证要药，辛散发表而不峻烈，微温化湿而不燥热，既能解表邪，又可化内湿；鲜品芳香化湿作用更强。于夏月外感风寒、内伤生冷者适宜。

（4）酿冬瓜。冬瓜一个约 500g 重，海米 10g，猪肉末 10g，香菇 20g，麻油、味精、精盐、淀粉适量。

先将海米用温开水发好，香菇切成细丁，与肉末等搅拌均匀备用。把冬瓜洗净，切顶取瓤，将海米、香菇等倒入瓜内，将瓜顶覆盖，蒸 15 分钟，蒸熟后放冷即可食用。

冬瓜有明显的利尿作用，是清暑除烦的良品；海米有补气作用，暑多伤气故用之；香菇、猪肉亦有补中益气的功效。本方适宜于气虚感受暑湿者。

暑湿感冒的其他疗法

（1）针刺疗法

取穴：孔最、合谷、中脘、足三里、支沟。

手法：均用泻法。发热严重加大椎；湿重加阳陵泉；腹胀便溏加天枢。

（2）耳针疗法

取穴：肺、气管、内鼻、耳尖、脾、胃、三焦。每次取 2 ~ 3 个穴位，双侧。

手法：强刺激，留针 10 ~ 20 分钟。

（3）按摩疗法

取穴：印堂、头维、太阳、鱼腰、百会、风池、大椎、曲池、合谷。

手法：用一指禅推法，从印堂开始，向上沿前额发际至头维、太阳往返 3 ~ 4 遍，配合按印堂、鱼腰、太阳、百会等穴。后用五指拿法，从头顶至风池，改用三指拿法，沿膀胱经拿至大椎两侧，往返 4 ~ 5 次。然后按、揉大椎、曲池，配合拿肩井、合谷。连续拍击背部两侧膀胱经，以皮肤微红为度。

若腹胀泄泻，可揉神阙、气海，以腹内有温热感为度，并按揉足三里、内关，每次约一分钟。

（4）贴敷疗法

①人丹15g，或痧药3g（中药店有售），研粉填放脐上，外贴纱布敷料。用于暑湿证热势重，伴见头昏心烦者。

②蓖麻仁30g，捣烂，敷两足心，外用胶布固定。用于暑湿证呕吐频繁者。

③大蒜适量，捣烂，敷于涌泉穴（双）及肚脐。用于暑湿证腹痛泄泻明显者。

暑热感冒的治法

暑热证治宜辛凉宣透解表，甘寒清热祛暑，兼以清心利小便。主治方剂选用如下。

（1）清络饮。本方主要用于暑热伤肺之轻证。方选金银花、西瓜翠衣、荷叶清宣透热，祛暑解表，生津止渴，共为君药；扁豆花、丝瓜皮祛暑化湿健脾为臣药；以竹叶清心利尿、导热下行为佐使药。诸药配伍，清热而无伤津伐胃之弊，祛暑亦顾护正气。原方诸药皆采用鲜品，旨在取其清新之气，以增强清暑生津之效用。

（2）雷氏清宣金脏法。所谓"清宣金脏"，就是清热宣气，保其肺脏。方选川贝、兜铃清其肺热为君药；杏仁、瓜蒌皮、桔梗宣其肺气为臣药；佐以桑叶平肝肃肺；使以杷叶降其肺气。全方共奏清热宣肺平肝之功效。

（3）竹叶石膏汤。本方原为伤寒热病之后余热未清而设。后世医家依其方义，一变而为治疗热病气阴两伤的主方。暑热证若见于气阴素虚的患者，或暑热伤其气阴较重者，症见身热、多汗、口渴、心烦、少气乏力、脉虚而数等，可选本方治疗。方中以竹叶、石膏清热祛暑为君药；人参、麦冬益气养阴为臣药；佐以半夏降逆，性虽温燥，但配于清热生津药中，仅存降逆之功，已无温燥伤阴之弊；配以甘草、粳米扶助胃气，共为使药。诸药合为一方，清热祛暑，益气生津，兼以和胃，实为一首清补之剂。

（4）王氏清暑益气汤。李东垣之清暑益气汤用于暑湿证则可，用于暑热证则不可。故清代王孟英依临床实践又拟清暑益气汤一方，与李氏之方相比，"暑伤气阴，以清暑热而益元气，无不应手而效"。方以西瓜翠衣清透暑热，西洋参益气生津，共为君药；石斛清热养阴，荷梗清热解暑，麦门冬养阴生津，三味共为臣药；黄连、知母、竹叶清热除烦，养阴泻火，共为佐药；甘草、粳米养胃和中，为使药。

全方不仅能清热祛暑，还可益气生津。对于夏月伤暑、伤津耗气，身热、口渴、汗多、体倦少气、脉虚数者，用之最宜。

（5）白虎加人参汤。白虎汤是治疗气分热盛的主方，加人参补气生津，共具清热益气生津功效，故用于暑热伤气者颇宜。方以石膏、知母清热养阴为君药；人参益气为臣药；甘草、粳米和胃守津，共为佐使药。主要用于症见身热而渴、多汗、背微恶寒，脉大无力的暑热证。

暑热感冒的常用中成药

（1）暑热感冒冲剂。本方治疗感受暑热之邪而引起的病变。方中以香薷芳香透邪，配荷叶、丝瓜络、佩兰轻清祛暑，辛凉之菊花以助泄暑，重用生石膏、知母、连翘清暑泄热，况且上药辛凉之性，正合"暑病首用辛凉"之治疗大法。入沙参以养阴，伍扁豆花、竹茹等祛暑泄湿以和中。全方共奏辛凉清暑、清热生津之功。

（2）清凉冲剂。本方具有清热解表、祛暑利湿功效。方以金银花、芦根清热祛暑为君药；竹叶、薄荷疏风解表为臣药；夏枯草清头目，滑石利小便，共为佐使药。主要用于暑热轻证，症见发热、口渴、头昏、尿赤者。

（3）银黄注射液。本方是由金银花、黄芩两药的提取物制成。金银花甘寒为君药，清热透表；黄芩苦寒为臣药，清热泻火。对暑热感冒的早期，发热不甚、口渴少饮、汗出不多、咳嗽轻微者，治疗效果较好。

暑热感冒的饮食疗法

（1）鲜芦根粥。鲜芦根30g，粳米50g。先将芦根切成段，加水适量，煎煮15分钟，取汁纳粳米，以米熟为度，之后加冰糖适量食之。

（2）西瓜汁。将西瓜去子取瓤，纱布绞汁，代茶频服。

（3）冰糖西瓜翠。黑木耳10g，西瓜翠衣50g，冰糖20g，橘瓣数个，樱桃数个。

将冰糖打碎与洗净泡胀之黑木耳放入碗内，置笼上蒸5分钟，待取出冷却后加入西瓜翠衣、橘瓣、樱桃，搅拌均匀后放入冰箱，备服。

（4）三花汤。白菊花15g，金银花20g，白扁豆花15g。三味放搪瓷容器内，加水煎汤代茶饮之。

（5）六样煎。金银花、白菊花、玫瑰花各6g，麦门冬、五味子各10g，酸梅120g。先将酸梅加水煮烂，然后再将上药和入煎沸，去渣，再调入适量冰糖（白糖），待凉后饮用。

（6）三汁饮。柠檬汁、葡萄汁、鲜橘汁。三味等量，加温开水等量，放凉饮用。

（7）绿豆稀粥。绿豆20g，粳米30g。先将绿豆煮沸，待稍软后加入粳米，再煮至米熟为度，加适量冰糖食用。

暑热感冒的其他疗法

（1）针刺疗法

主穴：大椎、合谷、曲池。

配穴：头痛配头维；咽痛加刺少商出血；心烦配内关；呕吐配中脘、足三里。

手法：用泻法，留针10～15分钟。亦可针刺耳尖或十宣放血。

（2）耳针疗法

主选皮质下、肺，配交感、内分泌、三焦。留针10～30分钟。发热可于肾上腺放血。

（3）推拿疗法

揉太阳法、额前分推法、揉风池法、掐合谷法、点按内关法。

指揉法即用拇指指腹，在所选穴位的皮肤上作旋转揉动。

分推法以两手拇指末节掌侧对位，自中点向左右两侧推动。

指切掐法用拇指或食指指甲掐住穴位，使之有酸、麻、胀之感。

点按法拇指着力在所选穴位上作短时间反复按压。

（4）贴敷疗法

二黄二石散：硫黄15g，雄黄8g，硝石15g，滑石8g，明矾8g。

将诸药混合粉碎为末，过筛，以白面50g，加水掺药末调如糊状。

取药糊分别涂于神阙、天枢、气海、关元四穴，午后再换，一日不间断用。

此疗法用于暑热证，表现为身热、头痛、口渴、汗多、少气懒言、面色苍白、呕吐昏闷、脉虚软等者。

（5）刮痧疗法

感冒暑热较重，体温高并有呕吐下泻、神志昏迷者，可用刮痧疗法。

用瓷质或铁的片状用具，蘸冷水，刮背脊两侧、颈部、胸肋、肩臂、腋窝等处，使皮肤出现紫红色后，再用棉花蘸麻油或菜油涂擦，腹部则以食盐摩擦效果良好。

（6）滴鼻疗法

①用风油精6～8滴分别滴入双侧鼻孔内，有开窍醒神解热作用。

②取鲜大蒜头1～2枚，洗净，捣烂取汁，每鼻孔滴3～5滴，

有清热醒脑作用。

凉燥感冒的治法

凉燥感冒治宜宣肺达表，润燥化痰。主治方剂选用如下。

（1）杏苏散。方中苏叶、杏仁、桔梗透表宣肺为君，枳壳、前胡肃降肺气为臣，宣降相合，以复肺气宣肃之能；橘皮、半夏、茯苓、甘草化痰止咳为佐，生姜辛散，配苏叶解表卫之次寒，合大枣调和营卫，共为使药。诸药相伍，轻宣达表，化痰止咳。

（2）止嗽散。方中紫菀、白前、百部润肺止咳为君；陈皮理气化痰为臣；桔梗、甘草止咳利咽为佐；荆芥疏风解表为使。本方温而不燥，润而不寒，其温润止咳之力，略胜于杏苏散。适用于凉燥咳嗽，咯痰不爽，微恶风寒，头痛等症。

（3）紫苏散。方中麻黄、苏叶、杏仁宣肺解表，止咳平喘为君；五味子收敛肺气，与麻黄相伍，一散一收，以和肺气为臣；桑白皮泻肺，合青皮苦泻下行，可散肺中滞气，而平逆气为佐；甘草调和诸药为使。本方辛散酸收、甘缓苦泻相伍，重在降气，于凉燥咳喘甚者为宜。

（4）润肺降气汤。方中沙参、蒌仁润肺止咳为君；桑皮、苏子、杏仁、橘红宣肺降气、止咳化痰为臣；旋复花、郁金、合欢花肃肺降气为佐；鲜姜皮辛散表邪为使。全方共奏润肺、降气、行滞、散寒之功。于肺受凉燥，咳而微喘，气逆不降者为宜。

🧑‍⚕️ 凉燥感冒常用的中成药

（1）通宣理肺丸。方中麻黄、苏叶宣肺达表为君；前胡、杏仁、陈皮、桔梗、半夏止咳化痰为臣；茯苓清利生痰之源，枳壳宽胸下气，黄芩防肺气郁久化热，共为佐药；甘草调和诸药，以之为使。诸药合用，有辛温发散、宣肺止咳，兼以化痰的作用。

（2）麻黄止嗽丸。方中麻黄、细辛宣肺散寒，止嗽平喘；五味子收敛肺气，以防发散太过。全方有解表宣肺、止咳化痰平喘之功。适用于凉燥证表现为恶寒发热、无汗、咳嗽、哮喘、苔白、脉浮者。在应用时，可用红梨一个，切片，煎水，送服，有润肺肃降之功。

（3）杏苏二陈丸。方由二陈汤加味而制成。方中以杏仁、苏叶宣肺达表并疏风散寒为君药；前胡、陈皮理气止咳化痰为臣药；半夏、茯苓健脾祛湿为佐药；桔梗、甘草入肺止咳为使药。本药适用于凉燥感冒，以微热恶风（寒）、鼻塞头痛、咳嗽痰多为主症者。

凉燥感冒的饮食疗法

（1）杏仁猪肺汤。杏仁（去皮尖）15g，罗汉果1个，猪肺300 ~ 500g，生姜5g，葱白7茎。

将新鲜罗汉果洗净后，剖开切成块状，葱白切成寸余长段。猪肺用水冲洗干净切成块状，与生姜用植物油炒片刻，然后放入杏仁、罗汉果，水适量煮汤，待汤将成时放入葱段，稍煮沸，调味后喝汤吃猪肺。

（2）百合杏仁粥。鲜百合50g，杏仁（去皮尖打碎）10g，粳米50g。

上三味共煮稀粥，加白糖适量，温服。

（3）橘红蜂蜜饮。毛橘红60g，蜂蜜250g，生姜30g。

先将毛橘红、生姜二味加水1000ml，煎至500ml，滤出；再加水500ml，煎至300ml。两次煎液混合，浓煎成500ml，加入蜂蜜溶化加温即可服用。

（4）苍耳子茶。苍耳子12g，辛夷、白芷各9g，薄荷4.5g，葱白3茎，茶叶2g。

上六味共为粗末，白开水冲，当茶饮，每日1剂。

（5）黄豆汤。黄豆30g，葱白3茎，白萝卜3片。

水煎热服，微发汗为宜。

凉燥感冒的其他疗法

（1）针刺疗法

取穴：列缺、风门、风池、合谷。

手法：毫针浅刺。体壮者用泻法，体虚者用平补平泻法。

（2）按摩疗法

取穴：肺俞、风门、列缺、照海、印堂、头维、太阳、百会、迎香。

手法：首先在项背部用法治疗3～5分钟，配合按揉脾俞、风门、列缺、照海，再拿两侧肩井，然后，直接擦背部两侧膀胱经，以透热为度。亦可用一指禅指法，沿顶部两侧膀胱经上下往返治疗3～4分钟，继之，从印堂开始，向上沿前额发际至头维、太阳，往返3～4次，配合按揉印堂、头维、太阳、百会、迎香穴；然后用五指拿法，从头顶拿至风池，再改用三指拿法，沿膀胱经拿至大椎两侧，往返3～5次。

（3）贴敷疗法

①感冒糊。白芥子100g，鸡蛋清适量。将白芥子粉碎为末过筛，取鸡蛋1～2个，敲破取出蛋清（去蛋黄不用），和药末混合如糊状。如蛋清少可再加1个。先取药糊适量，敷于大椎穴，盖以纱布，胶布固定，再取药糊敷神阙、涌泉穴，敷完固定，令患者覆被睡卧，

取微汗即愈。

②葱白胡椒散。葱白 30g，白胡椒 1g，捣碎，装到纱布袋内，填放脐上，外用胶布固定。加服开水一杯。

（4）拍打疗法

取干姜 15g，开水冲泡 15 分钟。双手蘸些热姜水，在患者第七颈椎、腰椎部、两腿弯、两腿腓肠肌部拍打。

（5）外擦疗法

取鲜大葱切开流出之涎，放茶杯中，约 120g，香油 15g，混合一起。右手蘸些葱涎油，轻轻按摩小儿头、面、项背、手心、脚心诸处，每处轻擦 60 下。用于小儿秋冬季轻度风寒感冒及凉燥感冒。

第5章

康复调养

三分治疗七分养，自我保健恢复早

感冒时为什么不能吸烟

我们提倡戒烟，尤其在感冒期间应停止吸烟，是因为感冒时吸烟有下述危害。

（1）吸入的烟雾可刺激上呼吸道黏膜，从而加重炎症反应，使临床症状加重，病程迁延。

（2）烟雾中含有一种化学成分，它能改变鼻黏液浓度，使病毒容易进入人体呼吸系统，以致病变范围扩大。

（3）烟雾毒素可减缓鼻黏膜纤毛的蠕动速度，使鼻腔难以阻挡细菌、病毒及灰尘的侵入。

（4）吸入体内的烟雾，会降低白细胞的活动能力，使白细胞不能有效杀灭入侵病毒，抑制其活力。

感冒患者的饮食应注意事项

感冒患者饮食宜清淡，感冒初期宜大量饮水，以适应机体代谢增强的需要，后期应大量进食水果，对减轻症状、缩短病程有益。日常饮食以面食为主，可摄入高维生素、高蛋白质的食物。但不宜食入过量的油腻食品和脂肪，因感冒患者的脾胃功能低下，对脂肪不易消化、吸收，大量的油脂分布于食管、咽喉部位，也不利于分泌物的排除。感冒后期，则宜多用开胃健脾之品，以及调补正气的食物，如大枣、扁豆、银耳、芝麻、龙眼肉、海参、黑木耳、黄豆制品等。

慢性支气管炎患者如何预防感冒

积极预防和减少感冒的发生，对于慢性支气管炎患者来说，是很重要的。因为感冒既是慢性支气管炎的重要致病因素，又是其病情加重的重要诱因。应用下述方法可减少慢性支气管炎患者的感冒次数。

（1）自我按摩。

（2）每日早晚各做一次呼吸保健操。

（3）积极戒烟。

（4）定时开窗通气，保证室内空气流通和清洁。

（5）保持愉快的心情和良好的生活习惯。

（6）食用富含高蛋白、高维生素并易消化吸收的食物。

（7）睡前用热水洗脚，并按摩涌泉穴。

（8）身体素质较好者，可坚持冷水洗脸和冷水擦浴。最好从夏季开始，长期坚持下去，通过冷水洗浴，刺激血管舒缩，加速血液循环。

（9）在感冒流行季节不去人多、空气污浊的公共场所，并可用食醋做家庭消毒，方法如下：按每平方米住房 2 ~ 10ml 食醋计算，将食醋放入碗中，置于燃具上，使食醋蒸发充满室内，同时关闭门窗。每次熏蒸 0.5 ~ 1 小时，每日 1 次，可连续数天。

（10）由每年 9 ~ 10 月份开始，适当应用可提高免疫力的药物，直至次年春天，可明显减少或减轻感冒的症状和次数。

如何预防小儿感冒

增强机体抵抗力，防止病毒侵入是预防感冒的关键。平素要加强锻炼，多在户外活动，多晒太阳，提高耐寒能力；不要穿得过多，小儿日常活动量较大，衣着过厚，易汗出，一旦受凉易引起感冒。同时，要合理喂养，及时添加辅食，不偏食、挑食，保证足够的营养，预防及积极治疗营养不良和佝偻病。在气候变化的时候，要注意增减衣服，在冬春呼吸道疾病的好发季节里，尽量不带小儿去拥挤的公共场所，以减少发病机会。若家里人患感冒，应避免接触，并注意室内通风换气。

老年人感冒的防治方法

春季外感，多属风热，表现为发热重、口渴，可服用银翘解毒丸，视病情轻重，每次服 4 ~ 6 片或 1 ~ 2 丸，1 昼夜服 2 ~ 3 次。夏季多属暑湿，表现为发热、身重、少食、呕吐、腹泻，可服藿香正气丸，用法用量同银翘解毒丸。秋季多属凉燥，表现为恶寒、无汗、咳嗽、咽干，宜服参苏丸，1 次 5 ~ 8g，每天 3 次。冬季多属风寒，表现为恶寒重、咳嗽痰多，可服通宣理肺丸。用法、用量同参苏丸。体虚者，无风亦怕冷，稍减衣服就感冒，全身疲乏显著，属正不胜邪，需服补中益气丸以增强抗病能力。可每次服 10g，日服 3 次，用生姜 3 片、葱白 3 茎，煎汤送下。

老年人感冒除药物治疗之外，更适宜用食疗。食疗平和稳妥，符合老年人感冒的用药特点。具体做法，可以生姜为主，依个人口味制成粥或汤服食。

感冒的预防，对老年人最为重要，其关键在于避免受凉。可据四季更迭、寒暖交替来适当增减衣物，并注意加强体育锻炼，以增强体质。有条件者可用黄芪 10g 煎汤内服，早、晚各一次，可预防感冒。

感冒病的一般护理

感冒病无论轻重，均应注意护理调摄。

（1）适当休息。感冒轻者，一般不需要卧床休息，但应尽量避免过度劳累。时行感冒多病情较重，应卧床休息，并积极治疗。

（2）注意隔离。感冒有一定的传染性，故在流行季节患者应尽可能减少外出或应酬社交以防传染。外出应戴口罩。多人同室居住时，应尽量少接触，也可以用帷幔将房间隔开。对流感患者更应注意隔离。

（3）环境适宜。室内环境要保持空气清新，阳光充足，经常开窗通风换气，阳光不要直射患者，以免刺激患者眼睛，影响休息。开窗通风时，应给患者加衣被，不可直接吹风。夏季可在窗内加挂竹帘，既可避风，也使室内环境雅静。应避免室内有杂味，如患者的排泄物、剩余汤药等。

室内要保持一定的温度和湿度，室内应经常洒水，如生火炉，则在炉上置一壶水，令其蒸发。天太热时，可在室内放置冰块，既降温，又可使室内空气湿润。应注意电扇不宜直吹患者，风不宜太大，时间不宜过长。空调温凉度应适宜，不可与室外气温差距过大，亦应定时开窗通气，或让患者在室外休息、散步，以呼吸新鲜空气。

（4）通畅二便。感冒患者，二便调畅，可使邪不内闭，不致入里传变。风寒感冒者，宜多喝温开水或热稀粥；风热感冒或素蕴内热者，宜喝凉开水，频饮之，或饮蜜糖水，使二便通调。

（5）调节饮食。感冒患者饮食宜清淡，多饮水，多食蔬菜瓜果，日常主食应以蒸、煮为主，质地应稀软，食勿过饱。切忌炙焖厚味及荤腥油腻煎炸之品，更忌食生冷不洁之物。饮食调味，应根据平时习惯，亦不宜过偏，但风寒感冒或平素脾胃阳虚之人，可酌食一些酸辣汤类，有助解表或温中。

（6）煎服药法。感冒药视剂量大小加适量冷水或温水浸泡并搅拌，约停半小时后用武火急煎，煮沸后10～15分钟即可。煎药时应加盖，以免有效成分挥发。切忌煎煮时间过长，致药力耗散，降低疗效。体虚感冒，往往补虚药与解表药同用，煎药时则宜先煎补虚药，解表药后下。有些方剂有特殊的煎药要求，按医嘱区别掌握。解表药一般煎1～2次。

解表药，一般是煎好后乘热顿服，以助汗出，意在使邪由肌表随汗而出。服解表剂时应避风、覆被、啜热粥。对于高热等病重患者，服药不要拘泥于每日1剂，必要时每日可进2～3剂，务使全身津津汗出，方可驱邪外散，邪从汗解。

（7）详察病情。感冒虽为小恙，但却不可忽视，尤其对高龄、宿疾、体弱、婴幼儿、孕妇、产妇及病情严重者，更应加强护理，严密观察，以免发生意外。

①汗出。感冒服解表剂后，汗出表解是正常现象。但汗出一定要适度，即遍身鳃鳃微汗，自头面胸腹至手足四肢，全身湿润。若服药后仍不出汗或汗出不透，病必不解，可增加衣被、多喝开水等以促使出汗，必要时可再进 1 剂或加食疗、针灸等其他治法。但绝不可大汗淋漓，汗出太过则耗伤气津，甚则有亡阴亡阳之虞。

②体温。药后汗出，体温亦应随之逐渐下降，如药后出汗体温不降，当考虑有其他病变，尚需认真辨证。如药后汗出，体温下降急骤，则应及时检查心脏、脉象和血压，以防虚脱。

③大便。风热外感，或外感夹有宿食、内热者，用药中往往含有清热或通腑之品，药后应汗出便畅热退。如引起大便泄泻，则说明寒凉太过，且有引邪入里之患，应以热粥服之，并及时复诊。

④服药格拒。有的患者服药格拒不入，旋即呕吐。遇此情况，可在服药前后嚼以生姜，或候药凉后少量频服。尤以小儿，惧怕服药，应尽量鼓励自动服药，不要捏鼻强行灌服，否则易致呛咳或呕吐。

（8）勿乱服药。有的患者，尤其感冒重症及性情急躁者，欲疾病之速愈，往往杂药乱服或中西药并用，致使发汗不止或引起变证。医护人员应在用药、食疗、起居、饮食等方面给予指导。

感冒病初愈注意事项

感冒是常见病，一般病情较轻，有的可以自愈，所以人们往往忽视对感冒的防治。特别是感冒初愈，大部分症状已经消失，人们就会忘乎所以。殊不知，病后之人的基本病理特点是"正虚邪恋"，若稍有不慎，便可引起复发。感冒初愈必须注意以下事项。

（1）肃清余邪。感冒初愈，不要因症状已去就认为邪已尽除，若忽视肃清余邪，往往使邪气渐复渐盛而致复发。因此应根据患者体质情况决定具体措施，对体质差者可适当延长疗程，以助正气抗余邪；对体质强者就可少用几天药物，不一定一直持续用药。

（2）食养复正。感冒初愈，可通过调整饮食结构，以谷果蔬菜调养正气。此时宜进清淡、容易消化而富有营养的食物，以适应初愈胃气虚弱和病后的营养所需。切忌强进多食，以避免饮食积滞，甚至病情反复。

（3）避免过劳。感冒初愈，正气尚未完全恢复，不可劳动过早或过于劳累，尤其应当注意不可过早同房或房劳过度，以免耗伤正气。现代人们生活条件较好，更应注意，宜独宿静室，勿犯房劳，以免病情反复。

感冒后咳嗽不愈的原因与治疗

感冒后咳嗽不断，确实令人烦恼。为了早日止住咳嗽，有人使用敌咳、喷托维林等镇咳药，也有人用冰糖炖川贝母或川贝母炖梨服用，这些做法都欠妥当。

这是因为，感冒是上呼吸道感染所致，无论病毒或细菌都会刺激呼吸道而产生干咳，甚至咳嗽加剧，咳黏痰或黄稠痰，不易咯出。此时，痰液产生与咳嗽是人体排出异物的一种生理反应，除非严重的刺激性干咳无痰，或咳嗽剧烈影响工作和睡眠，才可酌情应用镇咳药，以免破坏这种有益的生理反应。如果盲目使用镇咳药，初服咳嗽减轻，但痰液排出受阻，咳嗽反会迁延不止。

从中医学角度分析，外邪侵犯肺卫，肺气不宣不降而上逆，就会出现咳嗽、咯痰，甚至喘息。此时中医治疗方案是采用清散或温散方法，驱逐外邪。在咳嗽早期宜用宣肺药，使外邪或痰液不致收闭于内，便于排出，咳嗽自止。此时只能应用开泄外散的浙贝母，止咳化痰而驱散外邪。川贝母虽也有止咳化痰作用，但性凉而补，只适用于虚劳、虚热咳嗽，忌用于外邪未清的感冒患者。

在中医门诊常能见到感冒后咳嗽不愈达 1 ~ 2 个月之久的患者，询问病史，多数用过川贝母或者可待因、喷托维林、敌咳等镇咳药。

来诊时仍感到胸闷、咳痰不爽或不出，这是由于急性期咳嗽用药错误而致正常咯痰功能受到抑制。此时，必须使用麻黄、前胡、桔梗等药开宣肺气，使内闭之外邪或痰湿得以排出。若日久化热，还需加清热解毒药品治之。可见感冒咳嗽虽是常见的小病，选择用药仍应慎重，切忌自以为是、擅自滥用。

第6章

预防保健
运动饮食习惯好，远离疾病活到老

哪些人应特别注意预防感冒

由于感冒对以下五种人的危害极大，故应特别注意加以预防。

心脏病患者；慢性阻塞性肺部疾病患者，包括慢性支气管炎、阻塞性肺气肿、支气管哮喘和肺源性心脏病患者；婴幼儿；老年人；孕产妇，尤其是妊娠 3 个月以内的孕妇。

增强人体抵抗力的药物

通过药物对部分免疫功能低下的患者进行主动或被动免疫，从而使之获得一定的抵抗疾病的能力，是医学发展的新方向和新途径。近年来，生物制剂领域的研究及临床实践提示：干扰素、胸腺素、转移因子和核酪等药物具有提高人体免疫力的作用。中药黄芪、鸭跖草、玉屏风散等亦有增强抵抗力，预防感冒及流感的作用。

感冒的简易预防法

自我按摩、呼吸保健操及疗效较为确定的小验方，对预防感冒效果可靠，方法简便，现介绍如下。

（1）自我按摩法

①擦鼻、按揉迎香穴。

手法：两手食指先在两侧鼻翼上下摩擦 36 次，然后在迎香穴（在鼻翼外缘中点旁开，鼻唇沟中取穴）上，由外向里旋转按揉 18 次。

作用：在鼻翼上摩擦，能加快鼻部血液循环，尤其在感冒初起时有良好的治疗作用。按摩迎香穴可舒经活血、清火散风、健鼻通窍。

②点、按合谷穴。

手法：用一手拇指点和按揉另一手的合谷穴（在第 1、2 掌指之间，第 2 掌骨桡侧的中点），两手轮流，各 20 次。

作用：刺激合谷穴有祛邪解表、调气和血的作用，强刺激可使人发汗，故对感冒有一定的防治作用。

（2）呼吸保健操

洗：晨起以凉水洗脸或敷鼻（视体质而定）。

漱：盐水漱口，清除口腔余痰及微生物。

搓：两手伸开，对掌相搓，不少于 20 次。

按：两手拇指屈曲，用其第一指关节按摩迎香穴，不少于 30 次，达热感为度。然后手掌伸开，分别用小指关节的侧面或小鱼际处推按同侧枕后风池穴（赶大筋）不少于 30 次，达酸感为度。

拍：两手伸开，交叉轮流拍胸，不少于 20 次。

呼：两臂伸直，向前向上逐渐高举过头，同时深吸气，然后两臂向两侧分开向下靠拢身旁，同时深吸气（尽量用腹式呼吸）不少于 10 次。

（3）小验方

取食醋（5%）或小苏打（6%）液，两者任选其一，但不可同时使用，每 2 ~ 3 小时滴鼻 1 次，每次 2 ~ 3 滴。在感冒、流感流行期间，可起到预防作用。

反复感冒小儿的食疗和药膳

小儿反复感冒常与免疫功能低下有关，其中营养和遗传因素是引起抵抗力下降的主要原因。以下的食疗与药膳方有一定的调节人体免疫力，减少感冒发生的作用。

（1）食疗方

①初乳。人和动物最初分泌的乳汁中含有大量的抗体，尤其是分泌型免疫球蛋白 A，对预防呼吸道感染，增强呼吸道黏膜抗御外来病原微生物侵袭的能力，具有重要作用。故可收集产妇分娩后前 3 天的初乳或动物如牛、羊的初乳给反复感冒的小儿服用，一次 10ml 以上，每日 1 ~ 2 次，连服 1 ~ 2 周。

②菜类食物。素菜包括韭菜、白萝卜、胡萝卜、笋、香菜、山药、木耳、香菇、蘑菇、黄豆等；荤菜有牛肉、鸡、鹌鹑、海鱼、海虾、兔肉等；其他类有芝麻、核桃、梨、香蕉、蜂蜜等，均可增强人体抵抗力。

（2）药膳方

①辛夷煲鸡蛋。辛夷花 9g，鸡蛋 2 个。先将鸡蛋整个打入沸水中略煮片刻，然后再加入辛夷花同煮 2～3 分钟即成。可连续食用 1 周，对反复感冒、过敏性鼻炎患儿有效。

②补气双菇面。先用黄芪 10g 煎汁约 50ml 备用，鲜蘑菇 25g、发好香菇 25g 切碎，在油锅中略炸一下，加入黄芪汁煮熟，将卷子面 150g 在沸水内煮熟捞起，放在香菇蘑菇黄芪汤中，再加些鲜汤调料煨至熟烂即成。可作为小儿饭点，分 2～3 次食用。常吃可提高小儿免疫力。

③玉屏汤。瘦猪肉 30～60g，切成小碎粒状，入油锅中炸一下，另用黄芪、白术、甘草各 15g，煎汁约 150ml，加入肉、水煮汤，待肉熟加盐、味精少许。可经常食用。

④姜汁牛乳。牛乳 250ml，加入鲜姜汁 10ml，丁香 1 粒，置锅中煮 2～3 分钟即成。每日 1 次，可连续服用一段时间。

⑤银香羹。银耳 10g，干香菇 6g。先将干香菇煎汁滤去渣，再

将汁以文火熬银耳至酥黏或羹状为度，加冰糖少许，1日服完。可常服之。

熏蒸法预防感冒

（1）食醋熏蒸法。每立方米空间用市售食醋 5 ~ 10ml，以 1 ~ 2 倍水稀释后置锅中加热，门窗密闭，每次熏蒸一小时，在感冒流行期间，每日或隔日熏蒸一次。可用于空气消毒，以预防感冒。

（2）醋薄荷煎熏。预防感冒每立方米空间用食醋约 5ml，薄荷梗 15g。取上药放入不加盖的容器内，加水 1 ~ 2 倍煎熏，关闭门窗，预防者在药熏之室内休息、睡眠，连续 3 天。能预防及控制感冒的流行。

防感冒药香预防感冒

（1）苍术艾叶香预防感冒配方。苍术 40%，艾叶 10%，粘木粉 36%，木粉 8%，黏合剂 6%，以及少量香料、氯酸钾，制成蚊香形状。每盘重 15g，可点燃 6 ~ 8 小时。观察其效果，结果点香组较对照组感冒发病率明显降低，经统计学处理差异非常显著（P < 0.01）。

（2）苍术艾叶烟熏剂预防感冒。外形与市面出售的"666"灭虫烟熏剂相似，每筒重量分为 100g、250g 和 500g 三种，内含苍术粉 55%，艾叶 28%，氯酸钾 15%，木屑 2% 及引火线。100g 烟熏剂点燃后 3 ~ 5 分钟能释放出烟雾 10L 左右，消毒效果很强，作用迅速，适用于仓库、会场及影剧院等场所作终末消毒用。经研究表明，此剂对感冒病毒甲 1、甲 2、甲 3 型均有显著效果，其杀灭病毒的范围比较广泛，对流感有明显的预防作用。

（3）香薷苍术香。苍术 25%，香薷 25%，福粉 30%，混合粉 20%，加适量香料、助燃剂及色粉。

（4）香薷香。香薷 40%，福粉 40%，混合粉 20%。用法：选以上防感冒香，按房间或每 35 ~ 45m³ 用一盘香计算，每次点燃 60 分钟见效。需注意点香过久，少数人有头晕、恶心、咳嗽等反应，通风即可缓解。

闻药法预防感冒

（1）苏合香丸。在感冒好发季节，每晨开始，每隔 3 小时把药放在鼻端闻 1 次，至睡前止，用 1 ~ 2 日，可预防感冒。

（2）验方。取川芎、荆芥、白芷、薄荷、防风、藿香各 9g, 细辛、辛夷、冰片各 3g，雄黄 1.5g，共为细末，由早晨开始，每隔 3 小时闻 1 次，至睡前止，用 1 ～ 2 日，可预防感冒。

（3）梅皂通关散。牙皂 97%，梅片 3%。先将牙皂研成极细末后过筛，并称重量，另以梅片照上述比例量研细，加入牙皂粉内搅拌均匀。取 2 ～ 3 厘药粉，放在较薄的消毒棉花上，卷成棉球，于每日早晨塞鼻，每侧 1 次，取嚏，一般塞后 1 ～ 2 分钟即可取嚏，取嚏后 1 ～ 2 分钟弃去药棉球。若气候过冷，可分上下午各塞一次，气候较暖，可间隔 2 ～ 3 天塞鼻 1 次，灵活掌握。梅皂通关散中的皂角是古方"通关散"的主药，配梅片以解毒避秽。若照古方"通关散"的旧法搐鼻，则刺激鼻黏膜过于剧烈，可引起头痛等一系列症状。所以，改为药棉球塞鼻的方法，经实验观察，未发现不良反应或其他副作用。

滴鼻法预防感冒

（1）大蒜液滴。10% 大蒜液，每日滴鼻 3 ～ 5 次，每次 1 滴。

（2）醋香液。10% 食醋溶液加入少量香料，每次每侧鼻孔滴入 2 ～ 3 滴，连滴 3 天。

（3）芫苍滴鼻剂。金银花、芫荽、苍耳子、白芷各 10g，鱼腥草（鲜

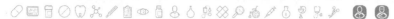

品）30g。上述各药混合加水 250ml，蒸馏成药液 30ml，每毫升含生药各 1.12g，作为 3 个月内 4 人的滴鼻用量。易患感冒者，每人每月滴鼻 5 天，上半月 3 天，下半月 2 天，每日滴 1 次，每次每侧鼻腔滴 10 滴，30 天为一疗程。无毒副作用。

（4）黄芪滴鼻剂。黄芪 100g，加水 3000ml，煎至 1000ml，过滤去渣，加苯甲酸钠 20g 防腐及糖精适量，静置 24 小时，用空注射器吸取上层澄清液，注入消毒玻璃眼药瓶内备用。每日早、中、晚各滴鼻 1 次，每侧鼻孔滴 3 ~ 4 滴，然后轻轻将鼻子捏数下。

（5）鹅不食草滴鼻剂。取鹅不食草 250g，加水煎成 100ml，过滤至澄清，加适量甘油及防腐剂，灌装于眼药水瓶中备用。每日滴鼻 2 ~ 3 次。

内服药预防感冒

（1）茶饮法。在感冒流行期间，可以药代茶饮服。例如，以贯众适量，或贯众适量配伍茅根、连翘等，洗净，用纱布包之，置于茶炉或开水桶中浸泡，以此当茶饮用，对集体单位和公共场所最为适宜。亦可用六叶合剂（藿香叶 15g，鲜佩兰叶、陈茶叶、薄荷叶、冬桑叶各 9g，苏叶 3g，甘草 6g，将上述 7 味药纳茶杯或壶中，开水浸泡并加盖约 10 分钟左右，乘热饮之，每日 1 ~ 3 次），或用薄茶姜糖饮（薄荷叶 3g，细茶叶 6g，开水泡约 10 分钟，去渣，加入少量生姜汁和适量白糖，调匀饮服）。

（2）健脾益气糖浆。由黄芪、党参、白术、茯苓、甘草、灵芝、当归、陈皮等组成，为糖浆剂。宜于气虚易感冒者于冬春季节服用。

（3）健脾益肾糖浆。即健脾益气糖浆加生地、熟地、锁阳、仙灵脾等，亦为糖浆剂。适合脾肾阳虚易患感冒者于冬春季节服用，有较好的防病强身效果。

（4）固本止咳夏治片。根据中医"冬病夏治""春夏养阳""扶正固本"的方法于夏季三伏天服用，连服 40 天，对感冒易感患者的防治有满意效果。该方由黄芪、黄精、陈皮、沙苑子、补骨脂、百部、赤芍等组成，制成片剂，尤宜于脾肾阳虚、冬春易感冒者。

针刺按摩预防感冒

（1）针刺法。在流感流行地区，可用针刺预防，具有良好的作用。方法为针刺单侧足三里穴，用补法，使酸麻感直达足背时即起针，每人只针 1 次。

（2）梅花针。预防流感也有一定效果，方法为叩刺颈部前后及鼻翼部，配合前额及颞部，刺激 1 ~ 3 次。

（3）按摩法。

①风池风府按摩法。每日早晨起床前及晚上睡前，各先擦手心发热，然后按摩风池、风府等穴位百余次，俟有微汗，定息静坐 15 分钟。

②外劳宫按摩与黄蜂入洞法。用右手拇指腹在左手外劳宫按摩 200 圈，再以右手或左手食指和中指插入两鼻孔（以轻轻塞满鼻孔为准），从右到左旋转 200 圈。此法以晨起按摩为好，其他时间亦可。

家中应常备小儿感冒的中成药

中成药剂量小，疗效高，小儿感冒服用方便。常用者如下。

（1）九宝丹。具有发汗解表、止嗽化痰、健胃消食的功能。主要用于风寒感冒，症见怕冷发热、头痛肢酸、无汗、鼻塞、流清涕、咳嗽痰多、食欲不振等。每服 1 丸（每丸 3g），每日服 2 次，温开水送下。周岁以下小儿酌减。

（2）妙灵丹。具有清热解表、止咳化痰的作用。适用于小儿外感风邪、肺胃蕴热引起的头痛、发热、怕冷、无汗或微汗、鼻塞流涕、咳嗽痰多、咽喉肿痛、气促作喘、口渴、面赤唇红，甚至高热不退，出现惊风抽搐等症。此丹是治疗小儿感冒发热、咳嗽痰多的常用成药。每服 1 丸（每丸重 1.5g），每日服 2 次，薄荷煎汤或温开水送下。

（3）回生救急散。简称救急散，大瓶重 3g，小瓶重 1.2g。该药具有清热解表、镇惊化痰的作用。适用于小儿内有积热、伤风感冒引起的身热无汗、咳嗽痰盛、咽喉肿痛、大便秘结、小便黄赤、烦躁不安，甚至惊风抽搐等症，是治疗小儿感冒发热的常用成药。尚可用于流感、肺炎喘嗽、隐疹不透、急热惊风等症。每用 0.6g，每日服 2 次，温开水冲服。周岁以内小儿酌减。

（4）小儿保元丹。具有清热解表、镇惊化痰之功。适用于小儿感冒风寒、痰热内闭引起的怕冷发热、无汗、鼻塞不通、流清涕、咳嗽痰盛、气促作喘、面赤唇红，甚至高热不退、烦躁不安、神昏抽搐等症，是治疗小儿感冒未解、里热炽盛引起的高热喘促为主症的常用中成药。每服 1 丸（每丸重 0.9g），每日服 2 次。薄荷、钩藤煎汤或温白开水送下。周岁以内小儿酌减。

（5）小儿感冒冲剂。能够清热解表，主要用于小儿感冒发热，普通感冒、流行性感冒均可应用。每袋 24g，1 岁以内每袋分 4 次服，1 ~ 3 岁每袋分 3 次服，4 ~ 7 岁每袋分 2 次服，8 ~ 12 岁每袋 1 次服，每日服 2 次。温开水冲服即可。

（6）小儿至宝锭。简称至宝锭，是治疗小儿感冒夹滞的常用成药之一。该药能够清热导滞、祛风化痰。适用于外感风寒、停食停乳引起的发热、咳嗽痰多、呕吐恶心、不思饮食、大便酸臭、手心发热、烦躁不安，甚至神昏抽搐等症。蜜丸，每丸重1.5g，每服1丸，每日服2次，焦三仙煎汤或温开水送下。周岁以内小儿酌减。

（7）香苏正胃丸。又称香苏正胃丹，亦为蜜丸，每丸重1.5g，是治疗小儿暑湿外感兼夹伤食停乳的常用成药。该药具有解表和中、消食行滞的功能。只要是夏暑季节贪凉饮冷所致的发热怕冷、呕吐、腹泻、不想吃饭、尿少、腹痛、腹胀等症，均可应用。每服1丸，每日服2次，用温开水送服。周岁以内小儿用量酌减。

（8）牛黄镇惊丸。是治疗小儿感冒夹惊的主要成药之一。为蜜丸，每丸重1.5g。该药具有清热镇惊、散风化痰的功能。适用于小儿素有内热、感受外邪、痰热内闭引动肝风所致的头痛无汗、高热不止、痰涎壅盛、气促作喘、烦躁不宁、睡中惊惕，甚至神志不清、手足抽搐等症。每服1丸，每日服2次，薄荷煎汤或温开水送下。周岁以内小儿酌减。

孕妇感冒能不能服用中药

妇女在妊娠期间用药谨慎，是为了防止药物对胎儿的生长发育产生不良影响。一般而言，妊娠期间应尽量避免用药。感冒时，可适当休息，多喝开水，往往可不治而愈，如症状未改善，再用药物调治。在用药上必须斟酌，避免使用具有损害胎儿以致堕胎等副作用的药物。科学研究中发现许多可以使胎儿致畸的药物，一般将这些具有损胎作用的药物列为妊娠禁忌药。据药物对胎儿损害之程度，分为禁用、慎用两类。

禁用的药物有：巴豆、牵牛子、大戟、斑蝥、商陆、麝香、三棱、莪术、水蛭、虻虫等。

慎用的药物有：通经祛瘀、行气破滞以及大辛大热的药物，如桃仁、红花、大黄、芒硝、枳实、附子、干姜、肉桂等。